Janice Jones
Brenda Fix
Intensivpflege Notes

Verlag Hans Huber
Programmbereich Pflege

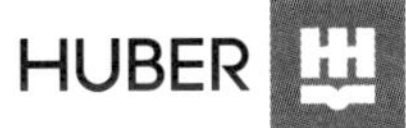

Janice Jones
Brenda Fix

Intensivpflege Notes

Aus dem amerikanischen Englisch von Sabine Umlauf-Beck

Deutschsprachige Ausgabe bearbeitet und herausgegeben
von Lisa M. Schmidt

Verlag Hans Huber

Janice Jones. PHD, RN, CNS (Clinical Nurse Specialist)

Brenda Fix. MS, RN, NP (Nurse Practitioner)

Lisa M. Schmidt. Gesundheits- und Krankenpflegerin, cand. B.Sc. Gesundheits- und Pflegemanagement, Berlin
E-Mail: schmidt-lm@gmx.de

Lektorat: Jürgen Georg, Lisa M. Schmidt
Herstellung: Jörg Kleine Büning
Titelillustration: pinx. Winterwerb und Partner, Design-Büro, Wiesbaden
Titelgestaltung: Claude Borer, Basel
Satz: punktgenau gmbH, Bühl
Druck und buchbinderische Verarbeitung: Druckerei C. H. Beck, Nördlingen, DE

Printed in Germany

Bibliografische Information der Deutschen Nationalbibliothek
Die Deutsche Nationalbibliothek verzeichnet diese Publikation in der Deutschen Nationalbibliografie; detaillierte bibliografische Angaben sind im Internet über http://dnb.d-nb.de abrufbar.

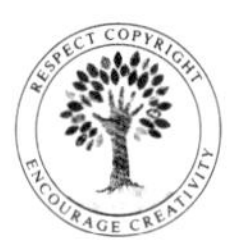

Anregungen und Zuschriften bitte an:
Verlag Hans Huber
Lektorat: Pflege
z.Hd.: Jürgen Georg
Länggass-Strasse 76
CH-3000 Bern 9
Tel: 0041 (0)31 300 45 00
Fax: 0041 (0)31 300 45 93
E-Mail: juergen.georg@hanshuber.com
Internet: http://verlag.hanshuber.com

Das vorliegende Buch ist eine Übersetzung aus dem Amerikanischen. Der Originaltitel lautet «Critical Care Notes» von Janice Jones und Brenda Fix.

1. Auflage 2013. Verlag Hans Huber, Hogrefe AG, Bern

ISBN 978-3-456-85336-9

Inhaltsverzeichnis

1. Grundlagen

Körperliche Beurteilung

Beurteilungsformular

Tabelle 1.1: Beurteilungsformular

Name:	Zimmer:	Alter:	
Diagnose:			
Operationen/Vorerkrankungen:			
Beruf:	Kostform:	Reanimation/Intubation: ja/nein	
Allergien:			
neurologischer Status/Muskel-Skelettsystem: intrakranieller Druck:			
kardialer Status: Vitalzeichen/arterieller Zugang: EKG: Hämodynamik: diast. PAP IABP:	syst. PAP	PCWP	ZVD
respiratorischer Status: Beatmung: BGA/SpO_2:			
Gastrointestinaltrakt:			
Urogenitaltrakt:			
Wunden:			
Drainagen:			
Behandlungen:			
Besonderheiten:			
andere:			

Normalwerte der arteriellen und venösen Blutgasanalyse

Tabelle 1.2: Normalwerte der arteriellen und venösen Blutgasanalyse

Parameter der Blutgasanalyse	arteriell	venös
pH	7,35–7,45	7,31–7,41
pO_2	80–100 mmHg	35–40 mmHg
pCO_2	35–45 mmHg	41–51 mmHg
HCO_3	22–26 mval/l oder mmol/l	22–26 mval/l oder mmol/l
Base Excess (BE)	–2 bis +2 mval/l oder mmol/l	–2 bis +2 mval/l oder mmol/l
O_2-Sättigung (SpO_2)	95–100 %	68–77 %

Ergebnisse der Blutgasanalyse

Tabelle 1.3: Ergebnisse der Blutgasanalyse

arteriell		venös
	pH	
	pO_2	
	pCO_2	
	HCO_3	
	BE	
	SpO_2	

Schnelle Interpretation der Blutgasanalyse

Tabelle 1.4: Schnelle Interpretation der Blutgasanalyse

Störung des Säure-Basen-Haushalts	pH	PCO_2	HCO_3
respiratorische Azidose	↓	↑	↑ bei Kompensation
respiratorische Alkalose	↑	↓	↓ bei Kompensation
metabolische Azidose	↓	↓ bei Kompensation	↓
metabolische Alkalose	↑	↑ bei Kompensation	↑

Bei vollständiger Kompensation liegt der pH-Wert im Normbereich.

Kompensation:

- respiratorisches Problem → wird renal durch Zurückhaltung (Retention) oder Ausscheidung von HCO_3^- kompensiert
- metabolisches Problem → wird pulmonal durch Zurückhaltung oder Abatmung von CO_2 kompensiert.

Achten Sie auch auf gemischte respiratorische und metabolische Probleme.

Häufige Ursachen für einen gestörten Säure-Basen-Haushalt

Tabelle 1.5: Häufige Ursachen für einen gestörten Säure-Basen-Haushalt

respiratorische Azidose	COPD, Asthma, Lungenödem, Aspiration, Pneumonie, ARDS, Pneumothorax, Herzstillstand, Atemdepression, ZNS-Depression, Schädel-Hirn-Trauma
respiratorische Alkalose	Hyperventilation, Angstzustände, Schmerzen, Fieber, Sepsis, Hirntumor, maschinelle Hyperventilation, Salizylatüberdosis
metabolische Azidose	Diabetes mellitus, akute und chronische Niereninsuffizienz, schwere Diarrhoe, Alkoholismus, Hungern, Salizylatüberdosis, Galle-, Pankreasfisteln
metabolische Alkalose	Verlust von Magensäure (Erbrechen, Absaugen von Mageninhalt), langfristige Diuretikatherapie (Thiazide, Furosemid), exzessive Gabe von $NaHCO_3$, Hyperkalzämie

Pulsoxymetrie

Tabelle 1.6: Überwachung der peripheren Sauerstoffsättigung

SpO_2-Werte	Indikation
> 95 %	normal
91 %–94 %	evtl. akzeptabel; je nach Notwendigkeit O_2-Gabe, Patienten abhusten und tief atmen lassen, absaugen
85 %–90 %	je nach Notwendigkeit O_2-Gabe; Patienten abhusten und tief atmen lassen, ggf. absaugen; Wert bei COPD-Patienten evtl. normal
< 85 %	Vorbereitungen für mögliche Intubation treffen

Möglicherweise verfälschte Werte bei Anämie, Kohlenmonoxidvergiftung, Hypothermie, Hypovolämie und peripherer Vasokonstriktion durch Krankheit oder Medikamente.

Laktatazidose

Milchsäure ist ein Nebenprodukt des anaeroben Stoffwechsels. Erhöhte Werte deuten auf eine ungenügende Durchblutung lebenswichtiger Organe mit daraus resultierender mangelnder Sauerstoffversorgung der Gewebe hin. Mögliche Ursachen sind: Zustand nach Herz- oder Atemstillstand, kardiogener, ischämischer oder septischer Schock, Überdosis von Medikamenten/Drogen, Krampfanfälle, Krebserkrankungen oder Diabetes mellitus.

Kritische Werte: pH im Blut < 7,35 und Laktat > 5–6 mval/l oder > 45 mg/dl.
Eine offensichtliche Azidose wird durch die Gabe von Natriumbicarbonat i.v. ausgeglichen.

Kapnografie

Die Kapnografie ist die Messung, Darstellung und Überwachung von CO_2-Konzentration oder CO_2-Partialdruck der Atemluft am Ende der Exspiration ($pETCO_2$). Das Kapnogramm zeigt die maximalen inspiratorischen und exspiratorischen CO_2-Konzentrationen während eines Atemzyklus, welche indirekt die CO_2-Produktion der Gewebe und den CO_2-Transport zur Lunge widerspiegeln. Bei Patienten mit kardiorespiratorischen Problemen und nach größeren Herz-Thorax-Operationen ist auf plötzliche Veränderungen der CO_2-Elimination zu achten. Die Kapnografie eignet sich zudem zur Überprüfung der Lage eines Endotrachealtubus und zur Überwachung der Effektivität von kardiopulmonalen Reanimationsmaßnahmen.

Tabelle 1.7: Mögliche Ursachen von erhöhten/erniedrigten Werten bei der Kapnografie

Ursachen für einen ↑ $pETCO_2$	Ursachen für einen ↓ $pETCO_2$
Fieber	Hypothermie
Hypertonie	Hypotonie
erhöhtes Herzminutenvolumen	vermindertes Herzminutenvolumen
Hypoventilation	Hyperventilation
Hypovolämie	Hypervolämie
Obstruktion der Atemwege	Obstruktion der Atemwege
bronchiale Intubation	versehentliche Extubation
	Lungenembolie
	Herzstillstand
	Atemstillstand

Normaler Bereich des endexspiratorischen CO_2 ($etCO_2$): 35–45 mmHg.

↑ Atemfrequenz (Hyperventilation) → ↓ CO_2 → $etCO_2 < 35$ = respiratorische Alkalose.
↓ Atemfrequenz (Hypoventilation) → ↑ CO_2 → $etCO_2 > 45$ = respiratorische Azidose.
In einem Kapnogramm sind fünf Parameter zu beurteilen: Frequenz, Rhythmus, Höhe, Ausgangswert und Form.

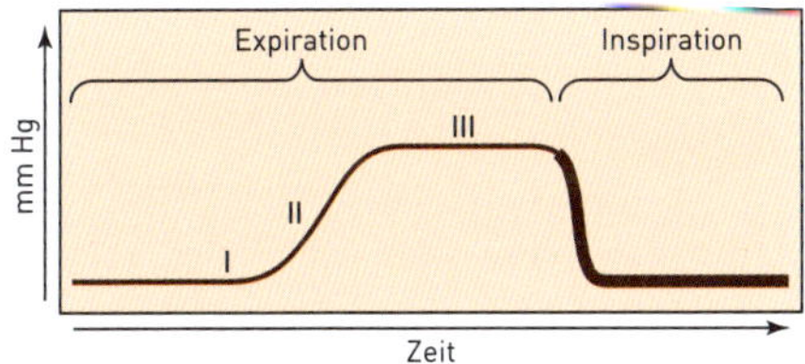

Abbildung 1.1: Normales Kapnogramm

Die Phasen I, II und III zeigen die Exspiration und die fett gedruckte Linie zeigt die Inspiration. Eine flache Wellenform über einen längeren Zeitraum hinweg deutet auf einen Atemstillstand, einen verschobenen Endotrachealtubus, eine ösophageale Intubation oder ein diskonnektiertes Beatmungsgerät hin.

Künstliche Atemwege und maschinelle Beatmung

Künstliche Atemwege

Endotrachealtubus

- Größen oraler Tuben für Erwachsene (innerer Durchmesser): Männer 8,0–8,5 mm, Frauen 7,0–8,0 mm
- Der Tubus wird 2 cm oberhalb der Carina tracheae platziert. Überprüfen der korrekten Lage durch Auskultation (beidseitige Atemge-

räusche), Beobachten auf gleichmäßige Thoraxbewegungen, Röntgen-Thorax und Kontrolle des endexspiratorischen CO_2 unmittelbar nach der Intubation.

- Cuffdruck: 20–25 mmHg

Trachealkanüle

- verschiedene Größen
- Cuffdruck: 20–25 mmHg

Technik des minimalen Lecks oder minimales Verschlussvolumen: Damit wird bestätigt, dass der Cuff von Endotrachealtubus oder Trachealkanüle so weit wie nötig, aber so wenig wie möglich aufgeblasen ist. Dazu eine 10 ml-Spritze auf den Ballon des mit Luft gefüllten Cuffs setzen. Membran des Stethoskops am Hals des Patienten in der Nähe des Karotispulses anlegen. Cuff bis zu dem Punkt aufblasen, an dem kein Leck mehr zu hören ist. Langsam Luft aus dem aufgeblasenen Cuff ablassen, bis bei der Inspiration ein leichtes Leck hörbar ist. An diesem Punkt noch 1 ml Luft nachfüllen.

Der **Cuffdruck** kann auch über ein kalibriertes Aneroidmanometer kontrolliert werden. Dazu wird der Manometer mit dem Cuff verbunden. Luft aus dem Cuff ablassen und anschließend in 0,5 ml-Schritten Luft hineinpumpen, bis der gewünschte Cuffdruck erreicht ist. Kontrollieren Sie den Cuffdruck alle 8 bis 12 Stunden oder entsprechend des Krankenhausstandards.

Maschinelle Beatmung

Einteilung der Beatmungsgeräte

Überdruckbeatmung

- **Volumengesteuerte Beatmung:** liefert ein vorher festgelegtes, konstantes Volumen von Luft und O_2.
- **Druckgesteuerte Beatmung:** produziert einen Atemgasstrom, der die Lunge aufbläst, bis der vorher festgelegte Atemwegsdruck erreicht ist.
- **Zeitgesteuerte Beatmung:** liefert über einen bestimmten Zeitraum hinweg ein Atemgasvolumen; das Verhältnis von Inspiration zu Exspiration wird eingestellt.
- **Hochfrequenz-Jet-Ventilation (HFJV):** kann bei niedrigem Atemzugvolumen und erheblichem Druck 60–100 Atemzüge pro Minute liefern.

Unterdruckbeatmung

Mithilfe der Nutzung des altbekannten Prinzips der Eisernen Lunge wird auf die Thoraxwand Unterdruck ausgeübt, um eine Inspiration auszulösen. Hierbei ist keine Intubation erforderlich. Dem Patienten wird ein der Größe der Thoraxwand entsprechender «Brustpanzer» oder «Schildkrötenpanzer» aufgesetzt. Anwendung eventuell bei Patienten, die im Schlaf Unterstützung benötigen.

Beatmungsformen

- **Controlled Mechanical Ventilation** (**CMV**): das Beatmungsgerät kontrolliert die Atemfrequenz; Atemzugvolumen und Atemfrequenz sind unabhängig vom Atemmuster des Patienten vorgegeben; bei dieser Beatmungsform ist in der Regel eine Sedierung oder eine Relaxierung der Atemmuskulatur (z. B. mit Pancuronium) erforderlich.

- **Assist Controlled Ventilation (ACV)**: der Patient kontrolliert die Atemfrequenz; ein Beatmungshub mit vorgegebenem Atemzugvolumen wird durch den Inspirationssog des Patienten ausgelöst (getriggert).
- **Intermittent Mandatory Ventilation (IMV):** der Patient atmet zwischen maschinellen Atemzügen mit festgelegten Atemzugvolumina und Atemfrequenzen spontan (eigenes Atemzugvolumen).
- **Synchronized Intermittent Mandatory Ventilation (SIMV):** eine Form der druckunterstützten Beatmung; das Gerät veranlasst bei voreingestelltem positivem Atemwegsdruck einen Atemhub; das Beatmungsgerät registriert die Inspirationsbemühungen (negativer Inspirationsdruck) des Patienten und steigert das spontane Atemzugvolumen (oder die Inspirationsbemühung); der Atemhub erfolgt synchron entsprechend des Atemmusters des Patienten.
- **Positive End-Expiratory Pressure (PEEP):** Verbesserung der Oxygenierung durch eine Steigerung der funktionellen Residualkapazität (FRC); die Alveolen bleiben nach der Exspiration belüftet; bei der PEEP-Beatmung können niedrigere O_2-Konzentrationen eingestellt werden; das Risiko einer O_2-Vergiftung ist geringer; eingestellte PEEP-Werte normalerweise zwischen 5 und 15 cm H_2O.
- **Continuous Positive Airway Pressure (CPAP):** erhält bei einem spontan atmenden Patienten über den gesamten Atemzyklus hinweg einen kontinuierlichen positiven Atemwegsdruck; durch die CPAP-Beatmung wird die Menge an Luft, die am Ende der Exspiration in der Lunge verbleibt, erhöht. Diese Beatmungsform birgt weniger Risiken als die PEEP-Beatmung.
- **Bilevel Positive Airway Pressure (BiPAP):** ähnlich CPAP, jedoch können die Einstellungen sowohl für die Inspiration als auch für die Exspiration angepasst werden.

- **Pressure Support Ventilation (PSV):** die Inspirationsbemühungen des Patienten werden vom Beatmungsgerät mit einem bestimmten, vorgegebenen positiven Druck unterstützt; der Patient beginnt den Atemzug selbstständig und bestimmt Strömungsgeschwindigkeit (Flow Rate) und Atemzugvolumen; diese Beatmungsform vermindert die Atemarbeit; Atemantrieb des Patienten muss weitgehend erhalten sein.
- **Inverse Ratio Ventilation (IRV):** jeder Atemhub ist druckbegrenzt und zeitgesteuert; in der Regel wird das Gerät so eingestellt, dass die Inspirationszeit länger ist als die Exspirationszeit; Anwendung nur bei schweren Störungen des pulmonalen Gasaustausches.

Die Beatmungsformen IMV, SIMV, CPAP, BiPAP und PSV eigenen sich zur Entwöhnung eines Patienten vom Beatmungsgerät (Weaning).

Weaning

Kriterien für eine Entwöhnung vom Beatmungsgerät (Bereitschaft des Patienten):

- wach und kooperativ
- $FiO_2 \leq 40\,\%–50\,\%$ und PEEP $\leq$ 5–8 cm H_2O
- hämodynamisch stabil
- pH $\geq$ 7,34
- $pO_2 > 80$ mmHg
- $pCO_2 < 45$ mmHg
- pO_2/FiO_2-Verhältnis > 200
- Vitalkapazität 15 ml/kg, Ruheminutenvolumen < 10 l/Min., Atemzugvolumen > 5ml/kg
- Hämoglobin > 7–9 g/dl und Elektrolyte im Serum innerhalb des Normbereichs
- Spontanatmung > 6 Atemzüge/Min. oder < 35 Atemzüge/Min.
- negativer Inspirationsdruck -30 cm H_2O
- Patient ist relativ fieberfrei und produziert wenig Atemwegssekret

- reduzierte oder unveränderte Gabe von Inotropika innerhalb der letzten 24 Stunden
- Sedierung wurde abgesetzt

Methoden des Weanings

- **CPAP/BiPAP:** bietet exspiratorisch Unterstützung und erhält einen positiven intrathorakalen Druck; BiPAP ergänzt CPAP durch eine Unterstützung der Inspiration und verhindert die Ermüdung der Atemmuskulatur.
- **Weaning mit IMV/SIMV:** Anzahl der IMV-Atemhübe alle 1–4 Stunden reduzieren und Spontanatmung überwachen; Kontrolle der arteriellen Blutgase innerhalb von 30 Min. nach Änderung der Einstellungen am Beatmungsgerät; auf diese Weise ist ein allmählicher Wechsel von der Überdruckbeatmung zur Spontanatmung möglich.
- **Weaning mit T-Stück:** schließen Sie den Tubus an das T-Stück an; der Patient erhält dabei die gleiche FiO_2 wie bei der maschinellen Unterstützung; Kontrollieren der arteriellen Blutgase nach 30 Minuten; Patienten ggf. kurz am Beatmungsgerät ausruhen lassen und weiterhin arterielle Blutgaswerte kontrollieren, bis diese zufriedenstellend sind; Patient wird dann extubiert, wenn er erholt ist, spontan gut atmet und die Blutgase innerhalb des akzeptablen Bereichs liegen.
- **PSV:** Einstellung niedriger Drücke (5–10 cm H_2O); weitere Druckverringerung in Schritten von 3–6 cm H_2O; hilfreich zum Trainieren der infolge Langzeitbeatmung geschwächten Atemmuskulatur.

Achten Sie während des Entwöhnungsprozesses auf:

- Vitalzeichen und Hämodynamik (syst. PAP, diast. PAP, PCP, HMV, HI)
- Herzrhythmusstörungen und EKG-Veränderungen
- Oxygenierung und Effizienz des Gasaustausches
- CO_2-Produktion und CO_2-Eliminierung

- pH-Wert
- Lungenfunktionstests am Bett
- Atemarbeit und Einsatz der Atemhilfsmuskulatur
- Grad der Ermüdung
- Unwohlsein des Patienten
- adäquate Ernährung.

Ursache für einen Alarm des Beatmungsgeräts

Ein Alarm des Beatmungsgeräts darf niemals ignoriert oder einfach abgestellt werden. Erlaubt ist lediglich eine vorübergehende Deaktivierung, bis das Problem behoben ist.

Häufige Ursachen für Alarme an Beatmungsgeräten

Ursachen beim Patienten:

- Patient beißt auf den Endotrachealtubus
- Patient muss abgesaugt werden
- Husten
- Würgen
- Patient «bekämpft» das Beatmungsgerät oder atmet nicht synchron mit
- Patient versucht zu sprechen
- Apnoephase.

Mechanische Ursachen:

- abgeknickte Beatmungsschläuche
- zu geringer Cuffdruck
- Leck im Cuff des Endotrachealtubus
- zu viel Wasser im Beatmungsschlauchsystem
- undichtes oder diskonnektiertes System
- Luftleck durch Thoraxdrainage (falls vorhanden)
- nicht funktionierendes Sauerstoffsystem
- fehlende Stromzufuhr zum Beatmungsgerät.

Pathophysiologische Ursachen:
- zunehmende Nicht-Compliance der Lunge (z. B. bei ARDS)
- erhöhter Widerstand der Atemwege (z. B. bei Bronchospasmus)
- Lungenödem
- Pneumo- oder Hämothorax.

Pflegerische Maßnahmen:

- Verbindungen und Schläuche kontrollieren
- Atemgeräusche überprüfen und Patienten absaugen, falls erforderlich
- überschüssiges Wasser im Schlauchsystem entfernen
- Cuffdruck prüfen
- Beißkeil oder Oropharyngealtubus einlegen.

Wenn die Ursache für den Alarm nicht sofort festgestellt oder nicht unmittelbar behoben werden kann, Patienten vom Beatmungsgerät diskonnektieren und manuell mit Beatmungsbeutel beatmen.
Verständigung des zuständigen Arztes.

Tabelle 1.8: Komplikationen bei beatmeten Patienten

Komplikationen bei beatmeten Patienten	
Komplikation	**Symptome & Zeichen/Interventionen**
Barotrauma oder Volumentrauma: akute Lungenverletzung; kann zu Pneumothorax oder Spannungspneumothorax, Mediastinalemphysem und Pneumoperitoneum führen	• hohe inspiratorische Spitzendrücke und mittlere Atemwegsdrücke • verminderte Atemgeräusche • Verschiebung der Trachea • subkutanes Emphysem • Hypoxämie Thoraxdrainage oder Thoraxentlastung

Tabelle 1.8: Komplikationen bei beatmeten Patienten *(Fortsetzung)*

Komplikationen bei beatmeten Patienten	
Komplikation	**Symptome & Zeichen/Interventionen**
Intubation des rechten Hauptstammbronchus	• fehlende oder verminderte Atemgeräusche in der linken Lunge • einseitige Thoraxbewegungen Korrektur des Endotrachealtubus
nicht korrekte Lage des Endotrachealtubus oder ungeplante Extubation	• fehlende oder verminderte Atemgeräusche Dokumentation der Lage des Tubus an den Lippen (21–22 cm); Korrektur des Tubus oder Reintubation; Fixierung des Patienten nur, wenn dies erforderlich ist
Schädigung der Trachea infolge übermäßigem Cuffdruck (> 30 cm H_2O)	• beim Absaugen blutiges Sputum • häufiger Alarm des Beatmungsgeräts engmaschige Kontrolle des Cuffdrucks; Anwendung der Technik des minimalen Lecks; Gewährleistung eines minimalen Verschlussvolumens
Schädigung der Mund- oder Nasenschleimhaut	• Hautschäden oder Nekrosen an Lippen, Nasenlöchern oder Mundschleimhaut Wechseln der Position des Tubus einmal pro Schicht (klinikeigenen Standard beachten); rechter und linker Mundwinkel im Wechsel; Eincremen der Nasenlöcher mit schützender, fetthaltiger Salbe (z. B. Vaseline); regelmäßige Mundpflege
Aspiration, tracheoösophageale Fistel	• Absaugen von Nahrungsbestandteilen • blaues Sputum (bei der Verwendung von blauem Farbstoff) bei Verdacht auf Aspiration bei enteraler Ernährung evtl. blaue Farbe verwenden; Kopfteil des Bettes hochstellen (30–45 Grad); Gabe von Protonenpumpenhemmern oder Histamin-H2-Rezeptorantagonisten

Tabelle 1.8: Komplikationen bei beatmeten Patienten *(Fortsetzung)*

Komplikationen bei beatmeten Patienten	
Komplikation	**Symptome & Zeichen/Interventionen**
beatmungsassoziierte Pneumonie, Atemwegsinfektion, erhöhtes Risiko für Sinusitis	• siehe «beatmungsassoziierte Pneumonie» Beurteilung von Farbe und Geruch des Sputums, Kontrolle von Temperatur, Leukozytenzahl und BSG
verminderter venöser Rückfluss → vermindertes Herzminutenvolumen aufgrund eines erhöhten intrathorakalen Drucks	• Hypotonie • niedriger ZVD, verminderter Druck im rechten Vorhof und verminderte Vorlast Kontrolle von Vitalzeichen und Hämodynamik
Stressulkus und Magen-Darm-Blutung	• Blut in Magensonde/Sekretbeutel • Hämatemesis und/oder Teerstuhl Test auf okkultes Blut in Magensekret, Erbrochenem und Stuhl; Gabe von Protonenpumpenhemmern oder Histamin-H2-Rezeptorantagonisten
paralytischer Ileus	• fehlende oder verminderte Darmgeräusche Magensonde legen, Ablaufbeutel anschließen, intermittierend Absaugen, ggf. abführende Maßnahmen durchführen und Volumensubstitution, Patienten häufig lagern und bewegen
Mangelernährung, Eiweißverlust	• siehe Kapitel «Ernährung bei Intensivtherapie» wenn möglich, mit enteraler Ernährung beginnen; Patienten parenteral ernähren, wenn GI-Trakt nicht funktionstüchtig oder wenn enterale Ernährung kontraindiziert ist
erhöhter intrakranieller Druck	• Bewusstseinsveränderungen • Patient reagiert nicht auf Anweisungen • Pupillenveränderungen engmaschige Kontrolle des neurologischen Status, ggf. Messung des intrakraniellen Drucks (ICP)

Tabelle 1.8: Komplikationen bei beatmeten Patienten *(Fortsetzung)*

Komplikationen bei beatmeten Patienten	
Komplikation	**Symptome & Zeichen/Interventionen**
Flüssigkeitsretention infolge vermehrter Befeuchtung durch Beatmungsgerät oder infolge erhöhtem Druck auf Barorezeptoren (Freisetzung von ADH)	Kontrolle auf Ödeme, Gabe von Diuretika, häufiges Entleeren der Beatmungsschläuche
Immobilität Hautschäden	Patienten häufig drehen und lagern, Haut auf Schädigungen kontrollieren, Patienten mobilisieren, falls nicht kontraindiziert, Haut sauber und trocken halten, Laken glatt streichen (keine Falten); Assessmentinstrument zur Einschätzung der Dekubitusgefährdung verwenden
Kommunikationsschwierigkeiten	Kommunikation einfach gestalten, Schreibtafel oder Schreibblock anbieten, Buchstaben- und Bildkarten verwenden, Kommunikation mithilfe von Zeichensprache
Harnwegsinfektion	• trüber, konzentrierter, riechender Urin Blasenkatheter entfernen/wechseln, Ausreichende Flüssigkeitszufuhr, Gabe von Antiinfektiva
tiefe Venenthrombose	• schmerzhaftes, geschwollenes Bein, eventuell verstärkt Schmerzen bei Dorsalflexion Kontrolle auf Lungenembolie, Gabe von Heparin oder Enoxaparin

Tabelle 1.8: Komplikationen bei beatmeten Patienten *(Fortsetzung)*

Komplikationen bei beatmeten Patienten	
Komplikation	**Symptome & Zeichen/Interventionen**
psychosoziale Probleme: Ängste, Verlustgefühle, Kraftlosigkeit, Schmerzen, Schlafstörungen, Albträume, Einsamkeit	• Patient reagiert ängstlich • Schlafstörungen • problematisches Schmerzmanagement zur Unterstützung von längeren Schlafphasen Aktivitäten bündeln, Patienten ermöglichen, selbständig zu entscheiden, wenn dies möglich ist, Besuche von Angehörigen ermöglichen, regelmäßiges Informieren des Patienten und der Angehörigen, Gabe von Anxiolytika, Sedativa und Analgetika

Überwachung der Hämodynamik

Parameter der Hämodynamik

Tabelle 1.9: Parameter der Hämodynamik

arteriovenöse Sauerstoffdifferenz	3,5–5,5 Vol.% oder 4–8 l/min
Druckverhältnisse in der Aorta:	
• systolisch	100–140 mmHg
• diastolisch	60–80 mm Hg
• Mittelwert	70–90 mmHg

Tabelle 1.9: Parameter der Hämodynamik *(Fortsetzung)*

Herzminutenvolumen (HMV = Herzfrequenz x Schlagvolumen)	4–8 l/min
Herzindex (HMV/Körperoberfläche)	2,5–4 l/min
zentraler Venendruck (ZVD)	2–8 mmHg
**entspricht dem Druck im rechten Vorhof	
zerebraler Perfusionsdruck (CPP; CPP=MAP–ICP)	> 70 mmHg
Ejektionsfraktion (EF)	≥ 55 %
linksarterieller Mitteldruck	4–12 mmHg
linksventrikulärer systolischer Druck	100–140 mmHg
linksventrikulärer diastolischer Druck	0–5 mmHg
linksventrikulärer Schlagarbeitsindex (LVSWI)	30–50 g/m²/Schlag
mittlerer arterieller Druck (MAP)	70–100 mmHg
Sauerstoffaufnahme (VO_2)	200–250 ml/min
Sauerstoffangebot (DO_2)	900–1100 ml/min
Pulmonalarteriendruck (PAP):	
• systolisch	20–30 mmHg
• diastolisch	10–20 mmHg
• Mittelwert	10–15 mmHg
pulmonaler Kapillardruck (Wedge-Druck, PCWP)	4–12 mmHg
rechtsarterieller Mitteldruck	2–6 mmHg
rechtsventrikulärer Druck:	
• systolisch	20–30 mmHg
• diastolisch	0–8 mmHg
• enddiastolisch	2–6 mmHg

Tabelle 1.9: Parameter der Hämodynamik *(Fortsetzung)*

rechtsventrikulärer Schlagarbeitsindex (RVSWI)	7–12 g/m²/Schlag
pulmonalvaskulärer Widerstand (PVR)	20–130 dyn/s/cm^{-5}
pulmonalvaskulärer Widerstandsindex (PVRI)	200–400 dyn/s/cm^{5}/m^{2}
pulmonaler ventrikulärer Schlagindex	5–10 g/m^{2}/Schlag
Druck im rechten Vorhof (RAP)	2–6 mmHg
Schlagvolumenindex (SI)	30–65 ml/m^{2}/Schlag
Schlagvolumen (SV = HMV/Herzfrequenz)	60–100 ml/Schlag
systemischer vaskulärer Widerstand (SVR)	900–1600 dyn/s/cm^{-5}
systemischer vaskulärer Widerstandsindex (SVRI)	1360–2200 dyn/s/cm^{-5}/m^{2}
systemische venöse Sauerstoffsättigung (SvO_2)	60 %–80 %

Parameter des Herzminutenvolumens

Tabelle 1.10: Parameter des Herzminutenvolumens

Vorlast	Kontraktilität	Nachlast
pO_2	SaO_2	Hämoglobin (Hb)
Druck im rechten Vorhof	Schlagvolumen	pulmonalvaskulärer Widerstand
zentraler Venendruck	Herzminutenvolumen	systemischer vaskulärer Widerstand
linksventrikulärer enddiastolischer Druck	Gewebeperfusion	Blutdruck

Pulmonaliskatheter

Mithilfe des Pulmonaliskatheters (auch als Swan-Ganz-Katheter bzw. Pulmonalarterienkatheter bekannt) können linksventrikuläre Funktion, Vorlast, Kontraktilität und Nachlast beurteilt werden.

Der pulmonale Kapillardruck (PCWP, Wedge-Druck) entspricht in etwa dem Druck im linken Vorhof (LAP) und dem linksventrikulären enddiastolischen Druck (LVEDP).

Ein erhöhter PCWP, LAP oder LVEDP deutet auf eine Herzinsuffizienz, Hypervolämie, Schock, Mitralklappeninsuffizienz oder eine Stenose hin. Ein verminderter PCWP, LAP oder LVEDP spricht für eine Hypovolämie.

Kurvenform des Pulmonaliskatheters

Der Pulmonaliskatheter wird durch den rechten Vorhof und rechten Ventrikel in die Arteria pulmonalis vorgeschoben und mithilfe von Röntgendurchleuchtung oder Kontrolle der Wellenformveränderungen positioniert.

Der Katheter wird in den rechten Vorhof vorgeschoben, der Ballon wird aufgepumpt. Der Druck ist niedrig, in der Regel 2–5 mmHg.

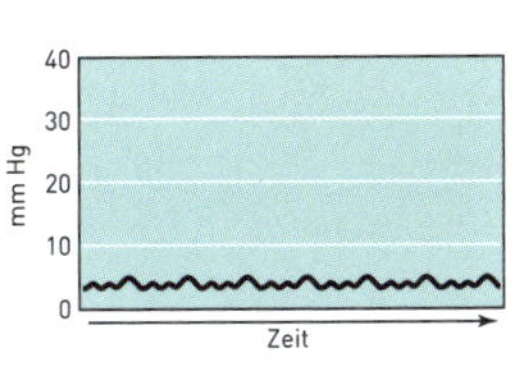

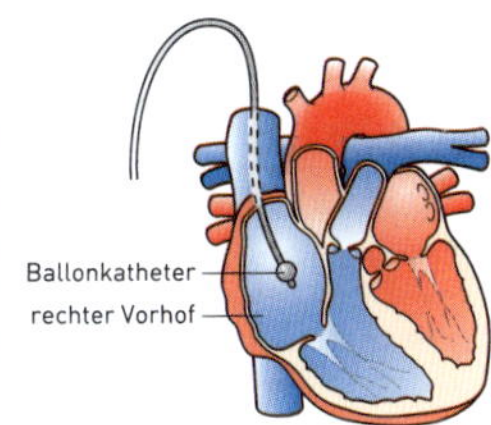

Der Katheter wird mit dem aufgepumpten Ballon in den rechten Ventrikel eingeschwemmt. Die Wellenformen zeigen einen systolischen Druck von 25–30 mmHg und einen diastolischen Druck von 0–5 mmHg an.

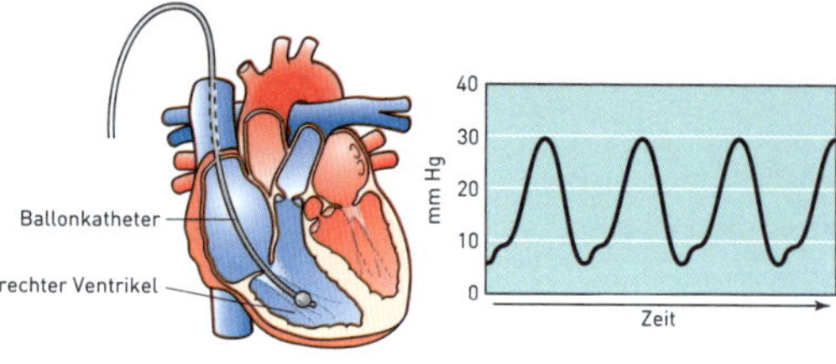

Beim Einschwemmen in die A. pulmonalis bleibt der systolische Druck gleich, doch der diastolische Druck steigt auf 10–15 mmHg.

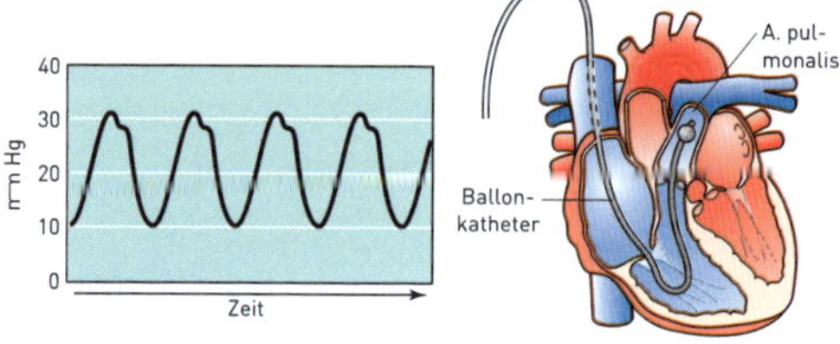

Der Katheter wird so lange bewegt, bis er in einem kleineren Gefäß eingeklemmt werden kann. Der bei aufgeblasenem Ballon gemessene Druck ist der Druck vor dem Katheter. Dieser entspricht in etwa dem linksventrikulären enddiastolischen Druck.

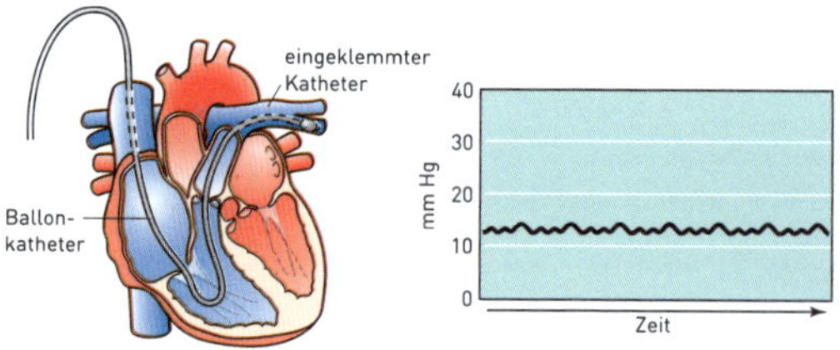

Abbildung 1.2: Pulmonaliskatheter

Tabelle 1.11: Mögliche Probleme mit Pulmonaliskathetern

Problem	Kontrolle/Maßnahmen
keine Wellenform	• lockere Verbindungen • abgeknicktes oder zusammengedrücktes Schlauchsystem • Luft im Druckwandler • lockerer/defekter Druckwandler • falsch positionierter Absperrhahn • Verschluss durch Gerinnsel: Aspiration nach den Richtlinien der Klinik/der Einrichtung
zu starke Abdämpfung (kleinere Wellenform mit langsamem Anstieg oder verminderter/fehlender dikroter Pulswelle)	• Luftblase oder Gerinnsel im System • Katheterposition: Patienten umlagern oder husten lassen • Knicke oder Knoten im System • Gerinnsel: Aspiration nach den Richtlinien der Klinik/der Einrichtung
ausschlagender Katheter (ungleichmäßige Wellenform, unterschiedlicher und ungenauer Druck)	• Katheterposition: Patienten umlagern oder Katheter repositionieren; Röntgen-Thorax-Kontrolle
Katheter lässt sich nicht einklemmen (keine Wellenform in Wedge-Position nach Aufpumpen des Ballons)	• gerissener Ballon: Patienten auf die linke Seite drehen; Kontrolle der Katheterposition auf retrogrades Ableiten

Komplikationen bei Pulmonaliskathetern

- Infektion
- Hautschäden
- Luftembolie
- pulmonale Thromboembolie
- Herzbeuteltamponade
- Herzrhythmusstörungen

- veränderte kardiopulmonale Gewebeperfusion infolge Thrombenbildung; ein Katheter in Wedgeposition kann einen Lungeninfarkt verursachen
- dislozierter/entfernter Katheter
- eingerissener oder rupturierter Ballon
- Pneumothorax
- Hämothorax
- Blutung
- Blutaustritt aus der A. pulmonalis in das Gewebe
- Ruptur der A. pulmonalis

Intraarterielles Monitoring

Ein arterieller Gefäßzugang ist sinnvoll, wenn häufige Blutdruckmessungen und arterielle Blutgasanalysen erforderlich sind und empfiehlt sich besonders:

- nach Operationen
- für Patienten mit instabilen Vitalzeichen
- für Patienten mit Hypoxämie.

Vor dem Legen eines arteriellen Zugangs sollte der Allen-Test durchgeführt werden. Drücken Sie die A. radialis und die A. ulnaris ab. Nun öffnet und schließt der Patient die Hand mehrfach. Anschließend heben Sie lediglich den Druck an der A. ulnaris auf. Ist die Hand innerhalb von 6 Sekunden wieder durchblutet, ist diese Arterie intakt und der kollaterale Blutfluss ausreichend.

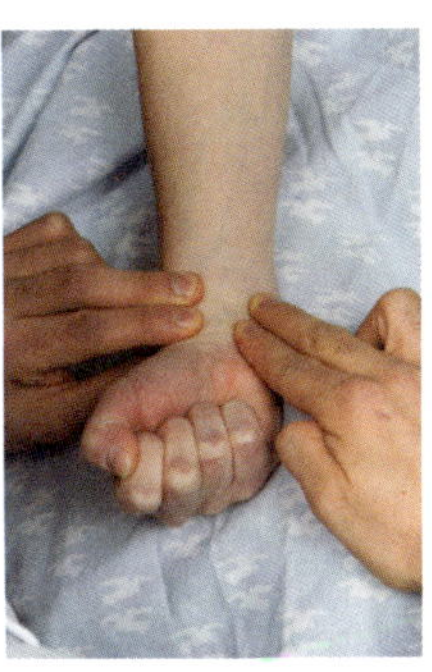

A. radialis und A. ulnaris abdrücken

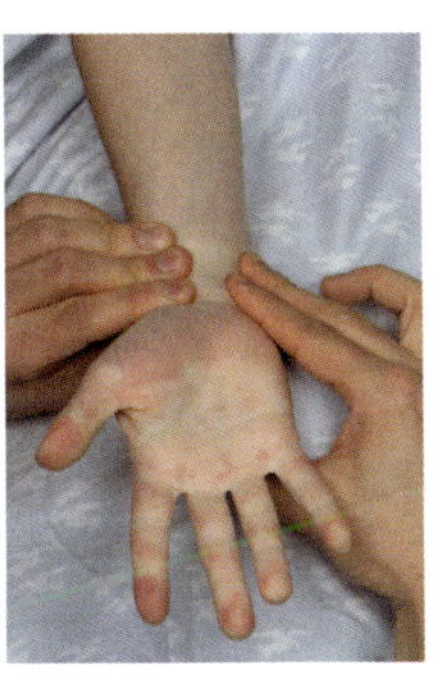

Hand auf Blässe beobachten

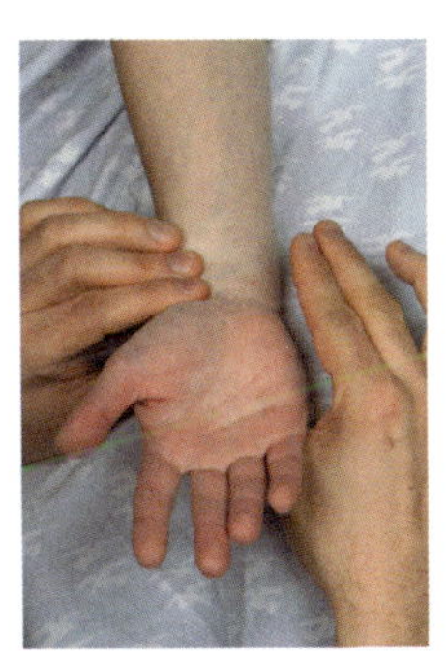

Druck auf die A. ulnaris lösen und Hand auf Rückkehr der normalen Hautfarbe beobachten

Abbildung 1.3: Der Allen-Test

Intraarterielle Kurvenform

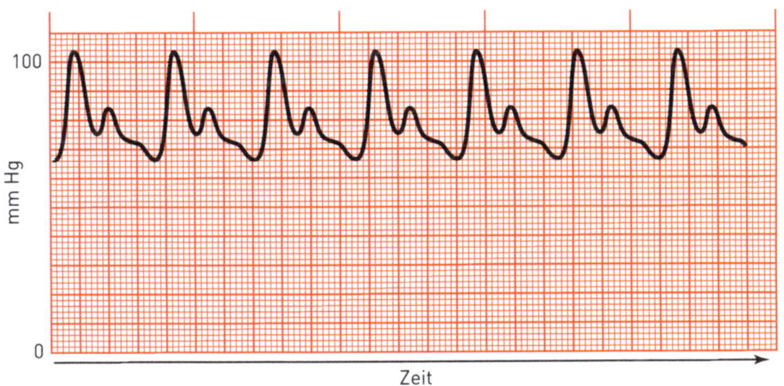

Abbildung 1.4: Intraarterielle Kurvenform

Elemente der Kurvenform

- **Systolischer Peak:** ventrikulärer Auswurf und Schlagvolumen; steiler Anstieg und gerundete Spitze.
- **Dikrote (doppelte, zweiter Gipfel der Pulskurve) Pulswelle:** Verschluss der Aortenklappe, Ende der ventrikulären Systole, Beginn der ventikulären Diastole; die Höhe der ventrikulären Diastole sollte ≥ einem Drittel des systolischen Peaks entsprechen; ist die Wellenform niedriger, besteht Verdacht auf ein vermindertes HMV.

Nach dem zweiten Gipfel der Pulswelle verläuft die Linie spitz nach unten.

Wichtige Kriterien: Veränderungen von Kapillarfüllung (Blässe), Empfindungsvermögen, Beweglichkeit und Farbe deuten möglicherweise auf eine mangelnde Durchblutung einer Extremität hin.

$$\text{MAP} = \frac{\text{syst. Blutdruck} + (\text{diast. Blutdruck} \times 2)}{3}$$

Zeichen mangelnder Gewebeperfusion: verminderte Urinausscheidung, Anstieg des Harnstoffs im Verhältnis zum Kreatinin, Bewusstseinsveränderungen, Unruhe, Atemnot, Zyanose, Arrhythmien, abnorme Blutgaswerte, schwache oder fehlende periphere Pulse, verlängerte Kapillarfüllungszeit (> 3 s), verminderte arterielle Pulsationen und Herzgeräusche.

Mögliche Komplikationen bei intraarteriellem Monitoring

- Blutung
- Luftembolie, Thrombose
- fehlerhaftes Material/ungenaue Messung
- Arrhythmien
- Infektion

- Hautschäden
- Zirkulationsstörungen in den Extremitäten
- Fingernekrosen
- arteriovenöse Fistel

Ernährung bei Intensivtherapie

Primäre Probleme

- Hunger und Katabolismus
- stressbedingter Hypermetabolismus
- Flüssigkeitsmangel
- Flüssigkeitsüberlastung

Stress und Ernährung

Durch länger anhaltenden oder fortdauernden Stress werden die Glykogenvorräte verbraucht → hypermetabolischer Zustand.

- Die Stoffwechselrate nimmt durch die Freisetzung von Katecholaminen + Glucagon + Kortisol zu → Hyperglykämie und «Stressdiabetes».
- Die Glukoneogenese führt zu einem Eiweißverlust → Verminderung von Eiweiß im Serum (Albumin).
- Lipolyse → Zunahme der freien Fettsäuren.
- Vermehrte Ausscheidung von Stickstoff.
- Abnahme des Körpergewichts.
- 1 kg Körpergewicht = Retention oder Verlust von 1 Liter Flüssigkeit.

Body-Mass-Index (BMI)

Der Body-Mass-Index (BMI) ist ein einfaches Hilfsmittel zur Ermittlung von körperlich inaktiven Menschen mit durchschnittlicher Körperzusammensetzung. Er wird folgendermaßen berechnet:

$$\text{BMI} = \frac{\text{Gewicht (kg)}}{\text{Körpergröße (Meter)}^2}$$

Interpretation: 18,5–24,9 kg/m² Normalgewicht; < 18,5 kg/m² Untergewicht; 25–29,9 kg/m² Übergewicht (Präadipositas); > 30 kg/m² Adipositas (Einteilung in Grade I–III).

Ein erhöhter BMI kann unter anderem mit Herzerkrankungen und Diabetes verbunden sein.
Ein BMI von < 18,5 kg/m² deutet auf Untergewicht hin, ein BMI von < 17,5 kg/m² ist möglicherweise Zeichen einer signifikanten Appetitlosigkeit oder einer damit verbundenen Störung.
Der BMI berücksichtigt keine Faktoren wie Körperrahmengröße und Muskelaufbau.

Symptome und Zeichen eines Flüssigkeitsmangels: Hypovolämie

- trockene Schleimhäute, trockene rissige Zunge
- Durst
- verminderter Hautturgor (stehende Hautfalten)
- eingesunkener Augapfel
- subfebrile Temperatur, Fieber
- Hypotonie, orthostatische Hypotonie
- Tachykardie und Tachypnoe
- verminderte Kapillarfüllung

- Oligurie (< 30 ml/h), Anurie
- erhöhtes spezifisches Gewicht des Urins (> 1030 mg/ml)
- verminderter zentraler Venendruck
- erhöhter Hämoglobin- und Hämatokritwert
- Anstieg von Harnstoff und Serumosmolarität
- Anstieg des Harnstoff im Verhältnis zum Kreatinin
- Lethargie, Verwirrtheit

Symptome und Anzeichen eines Flüssigkeitsüberschuss: Hypervolämie

- Rasselgeräusche in der Lunge, Dyspnoe, Kurzatmigkeit
- verminderter Hämoglobin- und Hämatokritwert
- vermindertes spezifisches Gewicht des Urins
- gestaute Halsvenen und erhöhter Jugularvenendruck
- Ödeme und verminderte Serumosmolarität
- voller, springender Puls; Tachykardie
- Erhöhung von Blutdruck, ZVD und PAP
- Verwirrtheit, Unruhe
- feuchte Schleimhäute
- Lungenstauung oder Pleuraerguss
- Gewichtszunahme

Enterale Sondenernährung

Zugang zum Magen

- transnasale Magensonde
- transorale Magensonde
- perkutane endoskopische Gastrostomie (PEG)
- nasoduodenale Sonde

Zugang zum Dünndarm

- nasojejunale Sonde
- perkutane endoskopische Jejunostomie (PEJ)

Verschiedene Arten der Sondenernährung

- **Intermittierende Sondenernährung oder Bolusgabe:** zu festgelegten Zeiten wird eine bestimmte Nahrungsmenge verabreicht.
- **Kontinuierliche Sondenernährung:** über einen festgelegten Zeitraum hinweg wird eine bestimmte Nahrungsmenge verabreicht.
- **Zyklische Sondenernährung:** ähnlich der kontinuierlichen Sondenernährung, allerdings wird die Nahrungszufuhr innerhalb von 24 Stunden über einen festgelegten Zeitraum hinweg gestoppt (in der Regel 6–10 Stunden).

Kontrolle der Sondenlage

- Mageninhalt aspirieren und pH-Wert kontrollieren:
  - der pH-Wert von Magenaspirat liegt bei 1–4; erhält der Patient magensäurehemmende Medikamente, ist ein pH-Wert von 6 durchaus möglich
  - der pH-Wert von Dünndarmaspirat ist ≥ 6.
- Röntgen-Thorax
- 20–30 ml Luft in die Sonde spritzen und dabei gleichzeitig den Oberbauch abhören; die Luft im Magen ist im Stethoskop als «Gluckern» hörbar.

Zusammensetzungen von Sondennahrung

Nährstoffdefinierte Diäten (hochmolekular, Formeldiät, NDD):

- normokalorisch (1 kcal/ml)
- hyperkalorisch (1,5–2,0 kcal/ml)
- hypokalorisch (0,75 kcal/ml)

⇨ jeweils auch als ballaststoffreiche hochmolekulare Diäten erhältlich.

Chemischdefinierte Diäten (nierdermolekular, CDD):

- mono- und nierdermolekulare Einzelbestandteile der Nahrung enthalten
- Resorption erfolgt ohne Verdauungsleistung bereits in den oberen Darmabschnitten.

Tabelle 1.12: Komplikationen bei der Sondenernährung

mechanische Komplikationen	Maßnahmen
• nasopharyngeale Beschwerden	• Sondenlage korrigieren
• ösophageale Ulzeration oder Blutung, Ösophagusvarizen	• eventuell PEG oder PEJ
• verstopfte Sonde	• Sonde nach jeder Nahrungsgabe mit lauwarmen Wasser durchspülen • Krankenhausstandard:
• verschobene Sonde	• Sondenlage korrigieren
• entfernte Sonde	• neue Sonde legen • eventuell PEG oder PEJ
• undichtes oder entzündetes Stoma	• Haut im Bereich des Stomas sauber und trocken halten

Tabelle 1.12: Komplikationen bei der Sondenernährung *(Fortsetzung)*

nicht-mechanische Komplikationen	Maßnahmen
• Übelkeit, Erbrechen, Krämpfe, Blähungen, aufgetriebener Bauch	• Nahrungszufuhr stoppen oder Menge, Geschwindigkeit und Häufigkeit der Nahrungszufuhr reduzieren • fettreduzierte Nahrung zuführen
• Durchfall	• Nahrungszufuhr stoppen oder Menge, Geschwindigkeit und Häufigkeit der Nahrungszufuhr reduzieren
• Aspiration	• Nahrungszufuhr stoppen und Kontrolle auf Nahrungsreste im Magen, bei Aspiration in die Lunge evtl. Absaugen • während der Nahrungszufuhr und bis 1 h nach Bolusgaben Kopfteil des Bettes auf 30°–45° erhöhen
• Reflux von Mageninhalt	• Nahrungszufuhr stoppen und Kontrolle auf verbliebene Nahrungsreste im Magen • Kopfteil des Bettes auf 30°–45° erhöhen
• Dumping-Syndrom: Übelkeit, Erbrechen, Durchfall, Krämpfe, Blässe, Schwitzen, erhöhte Herzfrequenz	• Nahrungszufuhr stoppen oder Menge, Geschwindigkeit und Häufigkeit der Nahrungszufuhr reduzieren

Kontrolle auf verbliebene Nahrungsreste im Magen

- Bei kontinuierlicher Nahrungszufuhr und vor Bolusgaben Magen alle 4–6 Stunden auf Nahrungsreste kontrollieren.
- Mithilfe einer 30–60 ml Spritze wird Mageninhalt aus der Ernährungssonde abgezogen und die Menge dokumentiert.

Tabelle 1.13: Kontrolle auf verbliebene Nahrungsreste im Magen

Menge	Indikation
< 50 ml	normal
50–100 ml	Magen alle 1–2 Stunden auf verbliebene Nahrungsreste überprüfen
> 100 ml	Ernährung abstellen und Magen nach 3–4 Stunden auf Nahrungsreste kontrollieren. Bei einer verbliebenen Menge von < 100 ml kann eine geringe Nahrungsmenge zugeführt werden oder die Einlaufgeschwindigkeit oder die Häufigkeit der Nahrungszufuhr reduziert werden.

Totale parenterale Ernährung (TPE)

Lösungen zur parenteralen Ernährung bestehen aus 10 % bis 50 % Glukose in Wasser (Kohlenhydrate), Aminosäuren (Proteine), Elektrolyten und Zusatzstoffen (Vitamine, Mineralien, Spurenelemente, Vitamin K, Zink). Fettemulsionen spenden Fettsäuren und Kalorien. Lösungen mit > 10 % Glukosegehalt müssen über einen zentralen Venenkatheter infundiert werden. Zur Verfügung stehen Kombinationslösungen, «all-in-one-Lösungen» oder Monokomponentenlösungen (einzelne Nährstoffe).

- 1000 ml 5 %iger Glukoselösung enthalten 50 g Zucker
  = < 200 Kalorien

- 1000 ml 25 %iger Glukoselösung enthalten 250 g Zucker
  = 1000 Kalorien

Indikationen

- schwere Mangelernährung
- Verbrennungen
- Darmerkrankungen (entzündliche Darmerkrankung, Darmverschluss, Kurzdarmsyndrom)
- schwere akute Pankreatitis
- akutes Nierenversagen
- Leberversagen
- metastasierende Karzinome
- nach größeren Operationen und einer Nahrungskarenz von > 5 Tagen

Pflegerische Maßnahmen

- Beutel und Schlauchsystem von parenteraler Ernährung sollten mindestens alle 24 Stunden gewechselt werden.

- Kontrolle von Ein- und Ausfuhr, Bilanzierung, wenn möglich Patienten täglich wiegen.

- Kontrolle der Blutzuckerwerte über Fingerspitzenstich (Kapillarblutgewinnung) oder BGA; Patienten ggf. mit Normalinsulin (evtl. über Perfusorspritze) versorgen, engmaschige BZ-Kontrollen.

- Kontrolle von Elektrolyten, Magnesium, Phosphat, Triglyzeriden, Präalbumin, vollständigem Blutbild, PT, PTT und Harnstoff.

- Einstichstelle des venösen Zugangs auf Rötung, Schwellung und Flüssigkeitsaustritt überprüfen.

- Verband der Einstichstelle wird je nach krankenhausüblichem Standard alle 48 bis 72 Stunden gewechselt; bei transparenten Verbänden ist eventuell nur alle 7 Tage ein Verbandswechsel erforderlich.
- Sollte eine parenterale Ernährung vorübergehend nicht möglich sein, lassen Sie eine 10 %ige Glukose Lösung mit der gleichen Geschwindigkeit wie die parenterale Ernährung einlaufen; dabei engmaschige Kontrolle von Kalium und Glukose Werten.
- Parenterale Ernährung über eine Infusionspumpe laufen lassen und stündlich Einlaufgeschwindigkeit überprüfen.
- In der Regel wird die parenterale Ernährung vor einer Operation abgestellt.

Komplikationen

Komplikationen bei totaler parenteraler Ernährung können durch den Katheter verursacht sein oder mechanisch oder metabolisch bedingt sein.

Tabelle 1.14: Komplikationen bei totaler parenteraler Ernährung

Komplikationen bei TPE	Symptome und Zeichen
Infektion, katheterassoziierte Sepsis, septischer Schock	Leukozytose, Fieber, Glukoseintoleranz, Schüttelfrost, kultureller Nachweis von pathogenen Erregern im Blut, gerötete, geschwollene, gespannte Einstichstelle, Austritt von Flüssigkeit
Hypoglykämie BZ < 70 mg/dl	Zittern, Tachykardie, Schwitzen, Angst, Schwindel, Hunger, Sehstörungen, Schwäche, Erschöpfung, Kopfschmerzen, Reizbarkeit, Vigilanzminderung

Tabelle 1.14: Komplikationen bei totaler parenteraler Ernährung *(Fortsetzung)*

Komplikationen bei TPE	Symptome und Zeichen
Hyperglykämie BZ > 200 mg/dl	starker Durst, häufiges Wasserlassen, trockene Haut, Sehstörungen, Schläfrigkeit, Übelkeit, Erbrechen
Leberfunktionsstörungen	↑ Werte der Leberfunktionstests (GOT, GPT, alkalische Phosphatase)
Pneumothorax, Pleuraerguss Punktion von A. subclavia oder A. carotis	Kurzatmigkeit, Unruhe, Dyspnoe, Zeichen einer Hypoxie, in den Rücken ausstrahlende Brustschmerzen, Tachykardie, pulsierender Blutstrom, Blutung aus der Punktionsstelle
Luftembolie	Tachypnoe, Dyspnoe, Kurzatmigkeit, Tachykardie, ↓ Blutdruck, neurologische Störungen, Herzstillstand
Herzrhythmusstörungen	↓ HMV, ↓ Blutdruck, Bewusstseinsverlust
Hypo- und Hypernatriämie	Normalwerte: 135–145 mval/l oder 135–145 mmol/l
Hypo- und Hyperkaliämie	Normalwerte: 3,5–5,0 mval/l oder 3,5–5,0 mmol/l
Hypo- und Hyperphosphatämie	Normalwerte: 0,84–1,45 mmol/l
Hypo- und Hypermagnesiämie	Normalwerte: 1,5–2,0 mval/l oder 0,8–1,3 mmol/l
Hypo- und Hyperkalzämie	Normalwerte: 8,5–10,5 mg/100 ml oder 2,1–2,6 mmol/l

Infektionskrankheiten

Risikofaktoren bei Intensivtherapie

- liegende Gefäßzugänge, Blasenkatheter, Tuben, Sonden etc.
- Bedingungen, die Leistung des Immunsystems beeinträchtigen
- schwere zugrunde liegende Erkrankung
- längerer Aufenthalt auf einer Intensivstation
- Keimbesiedelung und Kreuzinfektion
- übermäßiger Gebrauch von Antibiotika
- Alter

Methicillin-resistenter Staphylococcus aureus (MRSA)

Ursache

Sogenannte im Krankenhaus erworbene (nosokomiale) katheterassoziierte Bakteriämien können durch den engen Kontakt mit infizierten Personen übertragen werden. Beispielsweise kann das medizinische Personal mit einem MRSA-Stamm besiedelt sein, ohne dass Symptome auftreten. Das Bakterium *Staphylococcus aureus* ist resistent gegen Methicillin, Amoxicillin, Penicillin, Oxacillin und andere Antibiotika.

Symptome und Zeichen

- **Hautinfektionen:** eitrige Entzündungen oder Abszesse
- **chirurgische Wunden:** geschwollen, rot, schmerzhaft, Exsudat (Eiter)
- **Blutstrom:** Fieber, Schüttelfrost
- **Lungeninfektionen/Pneumonie:** Kurzatmigkeit, Fieber, Schüttelfrost
- **Harnwege:** trüber, stark riechender Urin

Diagnose

- Kulturen von Material des Infektionsgebietes

Behandlung

- Vancomycin
- Linezolid
- Daptomycin

Clostridium difficile

Ursache

Das *Clostridium difficile* ist häufig Ursache für antibiotikabedingte Durchfälle. Der Erreger wird über den Stuhl oder über mit Stuhl kontaminierte Oberflächen, Apparaturen oder Materialien übertragen.

Symptome und Zeichen

- wässrige Durchfälle (mindestens 3 Darmentleerungen/Tag über ≥ 2 Tage)
- Fieber
- Appetitlosigkeit
- Übelkeit
- Bauchschmerzen und Druckschmerz

Diagnose

- Stuhlkultur

Behandlung

- Antibiotika absetzen, evtl. Gabe von Metronidazol zur Behandlung der Diarrhoe

Überarbeitete Richtlinien der «Centers for Disease Control and Prevention» (CDC)

- Händedesinfektion nach jedem Kontakt mit Blut, Körperflüssigkeiten, Sekreten, Exkreten und kontaminierten Materialien sofort nach dem Ausziehen der Handschuhe und zwischen den einzelnen Kontakten mit Patienten.
- Zur Dekontamination der Hände zwischen den einzelnen Patientenkontakten werden Handgele auf Alkoholbasis bevorzugt; die Dekontamination sollte nach jedem Kontakt mit Patienten und/oder medizinischem Material durchgeführt werden.
- Bei einem Kontakt mit Kleidung oder freiliegender Haut, die mit Blut, Körperflüssigkeiten, Sekreten oder Exkreten verschmutzt ist, sollten Handschuhe und Schutzkleidung getragen werden.
- Bei verschiedenen Maßnahmen wie Absaugen oder endotracheale Intubation, bei denen Körperflüssigkeiten oder Blut spritzen können, sollten Maske, Schutzbrille und Gesichtsschutz getragen werden; bei Patienten mit Verdacht auf oder nachgewiesener, durch Tröpfchen übertragener Infektion (z. B. SARS) sollte zudem eine Atemschutzmaske getragen werden.
- Bei Medikamenten, die injiziert werden, sind Einzeldosisampullen den Stechampullen zur Mehrfachanwendung vorzuziehen.

Während des Patiententransports ist das Tragen von Masken nicht erforderlich, wenn der Patient selbst eine Maske trägt. Medizinisches Personal sollte allerdings Masken tragen, wenn Patienten versorgt werden, bei denen Vorsichtsmaßnahmen wegen Tröpfcheninfektion getroffen werden müssen.

Für weitere Informationen siehe:
http://www.cdc.gov/ncidod/dhqp/pdf/guidelines/Isolation2007.pdf

siehe auch: «Die Empfehlungen der Kommission für Krankenhaushygiene und Infektionsprävention» (KRINKO): http://www.rki.de/DE/Content/Infekt/Krankenhaushygiene/Kommission/kommission_node.html und http://www.rki.de/DE/Home/homepage_node.html [Anm. d. dt. Hrsg.].

Psychologische Probleme in der Intensivtherapie

Sensorische Überlastung und sensorische Verarmung

- **Sensorische Überlastung:** der Patient wird mit sensorischen Reizen überflutet, die in ihrer Menge und Intensität das Maß übersteigen, das er aufnehmen kann.
- **Sensorische Verarmung:** dem Patienten fehlen unterschiedliche und/oder intensive sensorische Reize.

Arten sensorischer Stimuli

- visuell
- auditiv
- kinästhetisch
- gustatorisch
- taktil
- olfaktorisch

Symptome und Zeichen von sensorischen Problemen

- Verwirrtheit
- Halluzinationen
- Lethargie
- Verhaltensänderungen (z. B. Streitlust)
- Schreckhaftigkeit
- Desorientiertheit
- Angst
- Unruhe
- Panik
- Rückzug
- Stimmungsschwankungen

Nahtoderfahrungen

Nach einem todesnahen Zustand berichten manche Menschen darüber, Kontakt zum Jenseits gehabt zu haben. Häufige Wahrnehmungen von Patienten mit Nahtoderfahrungen sind:

- Sehen eines intensiven Lichts
- Sehen von Engeln oder verstorbenen, ihnen nahe stehenden Menschen
- Reise durch einen Tunnel

Außerkörperliche Erfahrungen

Der Betroffene hat den Eindruck, sich außerhalb des eigenen Körpers zu befinden. Er kann sich von außen selbst betrachten und erlebt eine Trennung von Körper und Geist.

Bedürfnisse und Erwartungen von Angehörigen intensivpflichtiger Patienten

- Linderung der Ängste
- Gewährleistung einer kompetenten Versorgung
- frühzeitiger Zugang zum Patienten, Besuchsmöglichkeiten
- rechtzeitige und ausführliche Informationsvermittlung über Zustand und Prognose des Patienten in einer verständlichen Sprache
- frühzeitige Benachrichtigung bei verändertem Zustand des Patienten
- Erklärungen zu Umgebung, Maschinen und Monitoring
- ehrliche Antworten auf Fragen
- emotionale Unterstützung
- Berücksichtigung spiritueller Bedürfnisse von Angehörigen und Patienten

Organspende

Transplantierbare Organe

- Nieren
- Herz
- Lunge
- Leber
- Pankreas
- Darm

Cornea, Mittelohr, Haut, Herzklappen, Knochen, Venen, Knorpel, Sehnen und Bänder können in Gewebebanken gelagert werden. Sie werden verwendet, um einem Menschen das Augenlicht zurückzugeben, Verbrennungen abzudecken, die Herzfunktion wiederherzustellen, Venen zu ersetzen und geschädigtes Bindegewebe/Knorpel wieder aufzubauen.

Gesunde Menschen zwischen 18 und 60 Jahren können Blutstammzellen spenden (Knochenmark, periphere Blutstammzellen und Blutstammzellen aus der Nabelschnur).

Pflegerische Aufgaben bei Organspenden

- genaue Informationsvermittlung zur Spende
- frühzeitige Erfassung möglicher Spender
- enge Zusammenarbeit mit der Organspendeorganisation (Organisation und Vermittlung von Organspenden in Europa: Eurotransplant und ausgewiesene Transplantationszentren) [Anm. d. dt. Hrsg.]
- Unterstützung von Angehörigen

Allgemeine Kriterien für Hirntod

- Fehlen von zielgerichteten Bewegungen
- Tonusverlust der Körpermuskulatur und Fehlen von spontanen oder induzierten Bewegungen
- anhaltendes tiefes Koma, Bewusstlosigkeit ohne Reaktionen auf äußere Reize
- Fehlen einer Spontanatmung, Atemstillstand
- Fehlen von Hirnstammreflexen:
  - Pupillen maximal geweitet (gelegentlich auch mittelweit), lichtstarr
  - kein Korneal-, Würge- oder Hustenreflex

  - Fehlen eines spontanen okulovestibularen Reflexes (Puppenaugenphänomen)
  - keine vestibuläre Reaktion auf kalorische Stimulation
- isoelektrisches Elektroenzephalogramm (EEG), Nulllinie
- fehlender zerebraler Blutstrom
- Ausfall des Kreislaufregulationszentrums

In Deutschland setzt das Transplantationsgesetz die Richtlinie 2004/23 EG des Europäischen Parlaments und des Rates zur Festlegung von Qualitäts- und Sicherheitsstandards für die Spende, Beschaffung, Testung, Verarbeitung, Konservierung, Lagerung und Verteilung von menschlichen Geweben und Zellen um. Das deutsche Transplantationsgesetz regelt die Entnahme von Organen und Geweben bei lebenden und toten Spendern, die Vermittlung und Übertragung bestimmter Organe und die Meldung und Dokumentation einer Spende. Es verpflichtet die Krankenhäuser zur Zusammenarbeit mit den Transplantationszentren bei der Entnahme von Organen und Geweben und zur Einhaltung der Richtlinien.
[http://www.eurotransplant.org, Anm. d. dt. Hrsg.]

Management der **Hämodynamik** bei potenziell hirntoten Organspendern: Sicherstellung eines adäquaten intravaskulären Volumens und eines ausreichenden Herzminutenvolumens zur Gewährleistung einer gleichbleibenden Durchblutung der lebenswichtigen Organe.

- MAP ≥ 60 mmHg
- Urinausscheidung ≥ 1,0 ml/kg/h
- linksventrikuläre Ejektionsfraktion (EF) ≥ 45 %

Pflegerische Maßnahmen

- Flüssigkeitsmanagement: Flüssigkeitszufuhr oder Diuretikagabe
- Gabe inotrop wirkender Substanzen zur Verbesserung des HMV

- Gabe von Vasopressoren zur Korrektur einer Vasodilatation
- Gabe von Schilddrüsenhormonen
- Gabe von Kortikosteroiden zur Behandlung von Entzündungen
- Gabe von Vasopressin zur Unterstützung der Nierenfunktion
- Gabe von Insulin zur Kontrolle des BZ-Spiegels
- Regulierung der Einstellungen am Beatmungsgerät und PEEP-Beatmung
- zum Erhalt einer adäquaten Sauerstoffsättigung Patienten häufig absaugen

Sedierung sowie Management von Unruhe und Delir

Sinn und Zweck einer Sedierung ist es, den Einsatz von Wirkstoffen zur Muskelrelaxierung zu minimieren. Eine adäquate Sedierung verringert die Beatmungszeit, die Länge des ITS-Aufenthalts, die Kosten und die Notwendigkeit einer Tracheostomie. Zudem ist sie eine frühzeitige Intervention bei einem sich verschlechternden neurologischen Zustand.

Sedativa sollten so dosiert werden, dass die Beurteilung des neurologischen Status nicht beeinträchtigt wird. Analgetika sollten so dosiert werden, dass der Schmerzgrad auf der 10-Punkte-Schmerzskala < 3 ist.

Beurteilung

Bevor ein Patient sediert wird, sind mögliche Ursachen für Unruhe und Verwirrtheit auszuschließen und zu behandeln. Diese können sein:

- verminderte Hirndurchblutung
- kardiale Ischämie
- Hypotonie
- Hypoxämie oder Hyperkapnie (erhöhter CO_2 im Blut)
- Flüssigkeits- und Elektrolytstörungen: Azidose, Hyponatriämie, Hypoglykämie, Hyperkalzämie, Leber- oder Niereninsuffizienz
- Infektion
- Medikamente/Drogen.

Versuchen Sie, den Patienten, falls möglich, nicht medikamentös zu behandeln. Massagen, Ablenkung und eine Verringerung der Geräusche können hilfreich sein. Bündeln Sie Ihre Tätigkeiten, um dem Patienten längere Schlafperioden ohne Unterbrechung zu ermöglichen. Beurteilen Sie Schmerzen anhand der 10-Punkte- oder Smiley-Analog-Skala und achten Sie auf nonverbale Zeichen.

Medikamente zur Sedierung, Analgesie und Behandlung des Delirs

Anästhetika

Benzodiazepine (zusätzlich anxiolytische, antikonvulsive Wirkung)
- Diazepam
- Lorazepam
- Midazolam
- Antidot Flumazenil

Barbiturate
- Thiopental
- Methohexital

Sedativa/Hypnotika

- Propofol
- Etomidat
- Ketamin (Halluzinogen, Analgesie, dissoziative Anästhesie, Verabreichung mit Benzodiazepin!)

α2-Adrenozeptor-Agonisten

- Clonidin
- Dexmedetomidin

Neuroleptika/Antipsychotika/Butyrophenone

- Haloperidol

Analgetika

Opioide

- Morphinsulfat
- Codein
- Fentanyl, Sufentanil
- Hydromorphon
- Oxycodon
- Remifentanil

Nichtopiod-Analgetika

- Azetylsalicylsäure
- Metamizol
- Diclofenac

Physiologische Reaktionen auf Schmerzen und Angst

- Tachykardie
- Schwitzen
- Schlafstörungen
- Hypertonie
- Tachypnoe
- Übelkeit

Zeichen von Sedativa- oder Analgetikaentzug

- Übelkeit, Erbrechen, Durchfall
- Krämpfe, Muskelschmerzen
- erhöhte Schmerzempfindlichkeit
- Tachypnoe, Tachykardie, Hypertonie
- Delir, Tremor, Krampfanfälle, Unruhe

Beurteilung des Patientenzustands bei Medikamentengabe

- Körper-, Arm- und Beinbewegungen, Gesichtsausdruck, Haltung und Muskelspannung auf Anzeichen von Schmerzen überprüfen.
- Geistigen Zustand und Bewusstseinslage auf akute Veränderungen oder Schwankungen überprüfen (z. B. Desorientiertheit, Halluzinationen, Wahnvorstellungen).
- Erweckbarkeit prüfen.
- Neurologischen Status mit Pupillenreaktion, Reaktion auf verbale Anweisungen und Schmerzen beurteilen.
- Atmung auf Atemfrequenz, Atemanstrengung und Atemdepression beobachten; Kontrolle von Herzfrequenz und Blutdruck.

Skalen zur Beurteilung einer Sedierung

Tabelle 1.15: Sedation-Agitation-Scale (SAS)

Punktwert	Sedierungs- und Agitiertheitsgrad	Reaktion
7	gefährlich agitiert	Patient zieht am Endotrachealtubus, schlägt, klettert über Bettgitter
6	sehr agitiert	beruhigt sich nicht, Fixierung erforderlich, beißt auf Endotrachealtubus
5	agitiert	versucht zu sitzen, beruhigt sich jedoch auf verbale Ansprache
4	ruhig und kooperativ	hört auf Anweisungen
3	sediert	schwer erweckbar, befolgt einfache Anweisungen
2	sehr sediert	bei Stimulierung erweckbar, befolgt keine Anweisungen
1	nicht erweckbar	minimale oder keine Reaktion auf Schmerzreize

Nachdruck mit Genehmigung aus Riker, R. et al. Critical Care Medicine, 1994, 22(3), 433–440.

Bispektraler Index (BIS)

Physiologische Beurteilung der Sedierung. EEG-Monitoring und Überwachung von Zuständen einer verstärkten oder verminderten kortikalen Erregung.

Tabelle 1.16: Bispektraler Index (BIS)

0	isoelektrisches EEG (Nulllinie, keine Hirnaktivität)
40–60	Allgemeinanästhesie
60–70	tiefe Sedierung
70–80	moderate Sedierung (bei Bewusstsein)
90–100	wach

(Ein weiteres hilfreiches Instrument zur Einschätzung von Bewusstseins und Hirnfunktionsstörungen stellt die Glasgow-Koma-Skala dar. Siehe dazu Kapitel 5. Neurologie S. 171) [Anm. d. dt. Hrsg.]

Eindimensionale Skalen zur Messung der Schmerzintensität (NRS, VRS):

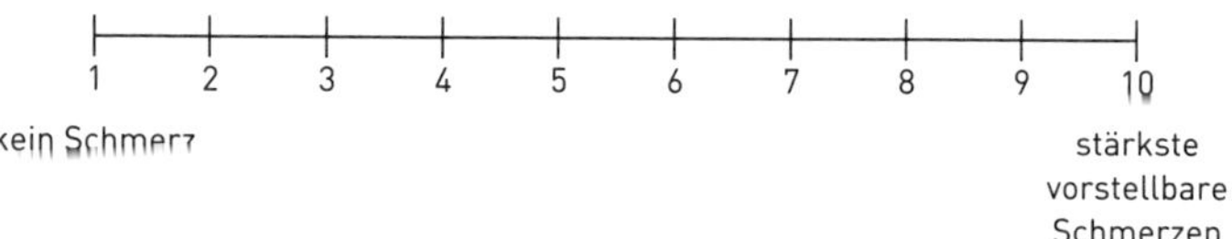

Abbildung 1.5: Numerische Ratingskala (NRS)

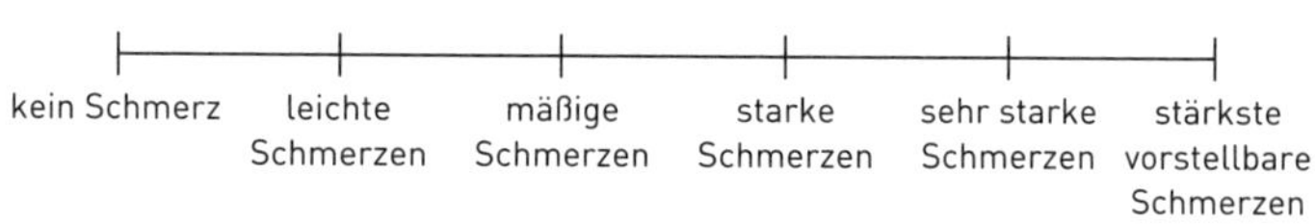

Abbildung 1.6: Verbale Ratingskala (VRS)

Beurteilung des Delirs

Das Delir ist durch einen akuten Beginn mit einhergehenden Störungen des Bewusstseins, der Aufmerksamkeit und der Kognition gekennzeichnet. Diese entwickeln sich innerhalb kurzer Zeit (in der Regel innerhalb von Stunden bis Tagen). Externe Verursachungen (z.B. Sedierung, Benzodiazepine, Operation, Ortswechsel, Substanzintoxikation, Substanzentzug) gelten als Auslöser für ein Delir. Das Delir ist ein vielgestaltiges Syndrom und kann sich in unterschiedlicher Ausprägung unter anderem in starkem Bewegungsdrang, Tremor, Schwitzen, Tachykardie, Hypertonie äußern. Der Zustand des Patienten kann im Verlauf des Tages schwanken. Patienten mit Delir weisen meist längere Verweildauer auf Intensivstation und im Krankenhaus auf.

Eine Methode zur Erkennung eines Delirs bei intensivpflichtigen Patienten ist das Screening mithilfe der Confusion Assessment Method (CAM) bzw. der CAM-ICU.

Deutsche Version CAM-ICU:
http://www.mc.vanderbilt.edu/icudelirium/docs/CAM_ICU_training_German.pdf [Anm. d. dt. Hrsg.]

Siehe auch:
Lindesay, J.; MacDonald, A.; Rockwood, K.; Hasemann, W. (dt. Hrsg.) (2009): Akute Verwirrtheit – Delir im Alter. Huber, Bern.

Basler Demenz-Delir-Programm (Universitätsspital Basel):
www.delir.info [Anm. d. dt. Hrsg.]

Komplikationen bei Sedierung, Analgesie und Behandlung von Agitiertheit/Delir

- Hypotonie
- Bradykardie
- fehlende Reaktion des Patienten
- Atemdepression
- verzögerte Entwöhnung vom Beatmungsgerät
- Beeinträchtigung der Magen-Darm-Motilität
- Komplikationen durch Immobilität: Druckgeschwüre, Thromboembolien, Magenverschluss, nosokomiale Pneumonie, Infektionen

2. Kardiologie

Akutes Koronarsyndrom (ACS)

Der Begriff «akutes Koronarsyndrom» bezeichnet eine der drei im Folgenden aufgeführten klinischen Manifestationen einer koronaren Herzkrankheit (KHK):

- instabile Angina pectoris
- Nicht-ST-Hebungsinfarkt (NSTEMI)
- ST-Hebungsinfarkt (STEMI).

Pathophysiologie

Bei der instabilen Angina pectoris verändert sich eine stabile KHK in eine instabile Erkrankung. Es kommt zu einer Plaqueruptur mit nachfolgender Thrombenbildung und partiellem oder totalem Verschluss von Koronararterien.

Klinik

Die Symptome eines ACS sind Brustschmerzen, Schwitzen, Kurzatmigkeit, Übelkeit und Erbrechen, Dyspnoe, Schwäche und Erschöpfung. Achten Sie auf Symptome eines Myokardinfarkts (MI) wie retrosternale Schmerzen, die eventuell als Druck-, Enge- oder Völlegefühl oder als Schmerzen beschrieben werden. Letztere können in Kiefer, Hals, Arme oder Rücken ausstrahlen und halten in der Regel länger als 20 Minuten an.

Die Beurteilung von Brustschmerzen und ACS-Symptomen umfasst: Beurteilung von Schmerzen (Ursache, Qualität, Ausstrahlung, Stärke, Zeit), körperliche Untersuchung, Vitalzeichenkontrolle, Auskultation auf S3- oder S4-Galopp, Auskultation der Lunge auf Rasselgeräusche und Kontrolle der peripheren Gefäße auf Pulsdefizit oder Geräusche.

Diagnostik

- EKG
- Echokardiografie
- Bestimmung der kardialen Marker (Troponin T, CK, CK-MB, Myoglobin, C-reaktives Protein)

Management

- Sauerstoffgabe (Ziel: $SaO_2 > 90\,\%$)
- Legen eines intravenösen Zugangs
- EKG-Monitoring
- Gabe von Nitroglyzerin sublingual Tabletten oder Spray alle 5 Minuten; bei anhaltenden Schmerzen evtl. Gabe von Nitroglyzerin i.v
- Achten Sie auf Hypotonie und Kopfschmerzen durch Vasodilatation
- Gabe von Aspirin als Kautablette (wenn nicht schon täglich eingenommen)
- Gabe von Morphin i.v. 2–4 mg alle 15 Min., bis Schmerzlinderung eintritt
- Achten Sie auf Zeichen einer Atemdepression
- Gabe von Betablockern, falls nicht kontraindiziert

Instabile Angina pectoris

Die instabile Angina pectoris beginnt plötzlich mit Brustschmerzen und Druck- oder Engegefühl infolge eines ungenügenden Blutflusses in den Koronararterien.

Pathophysiologie

Arteriosklerose → Obstruktion der Koronararterien → verminderter Blutfluss in den Koronararterien → ungenügende Sauerstoffversorgung des Myokards bei körperlicher Anstrengung oder emotionalem Stress → Angina pectoris.

Klinik

Brustschmerzen äußern sich als substernale Schmerzen, Engegefühl, Mattheit, Völlegefühl, Schwere- oder Druckgefühl, Dyspnoe, Synkope, ausstrahlende Schmerzen in Arme, Oberbauch, Schultern, Hals oder Kiefer.

Bei Frauen zeigen sich auch atypische Symptome wie Rückenschmerzen, GI-Symptome mit Verdauungsstörungen, Übelkeit und Erbrechen oder Völlegefühl, wohingegen bei Männern eher typische Symptome wie in den linken Arm ausstrahlende retrosternale Schmerzen auftreten.

Diagnostik

- EKG mit 12 Ableitungen
- Labortests: kardiale Marker, Kreatinkinase (CK), Kreatinkinase Isoenzym MB (CK-MB), Troponin T und Myoglobin
- Belastungstest oder pharmakologisch induzierter Stresstest
- Echokardiografie
- Szintigrafie
- Herzkatheteruntersuchung und Koronarangiografie

Management

- Bettruhe
- EKG und Laboruntersuchungen

- auf Brustschmerzen achten: Häufigkeit, Dauer, schmerzverstärkende Ursachen, Ausstrahlung und Intensität der Schmerzen; Beurteilung nach der 10-Punkte-Schmerzskala (1 = keine Schmerzen, 10 = stärkste Schmerzen)
- O_2-Gabe
- medikamentöse Therapie:
  - frühzeitig konservativ bei Patienten mit geringem Risiko: antiischämische, thrombozytenaggregationshemmende und antithrombotische Therapie; Stress- und Ergometertest
  - frühzeitig invasiv: medikamentöse Therapie wie bei frühzeitig konservativ, jedoch mit anschließender Katheterdiagnostik und Revaskularisierung
  - Gabe von Nitroglyzerin sublingual oder als Spray; evtl. i.v. Infusion, Dosiserhöhung je nach Schmerzen; achten Sie auf Kontraindikationen wie Hypotonie oder gleichzeitige Einnahme von potenzsteigernden Medikamenten (z. B. Viagra, Levitra, Cialis)
  - Gabe von Morphinsulfat i.v. bei anhaltenden Symptomen nach Gabe von Nitroglyzerin oder bei Patienten mit Lungenstauung oder schwerer Agitiertheit
  - Gabe von Betablockern
  - Gabe von ACE-Hemmern bei Patienten mit Linksventrikeldysfunktion oder Herzinsuffizienz mit Hypertonie; cave bei Niereninsuffizienz
  - Gabe von Kalziumantagonisten, wenn der Patient nicht auf Betablocker oder Nitrate anspricht.

Bei der Kombination von blockierenden Wirkstoffen ist besondere Vorsicht geboten.

  - Gabe von Thrombozytenaggregationshemmern
  - Gabe von Glykoprotein-IIb/IIIa-Rezeptor-Antagonisten (z. B. Eptifibatid [Integrillin], Tirofiban [Aggrastat]), wenn nicht kontraindiziert (d. h. Blutungen, kardio- oder zerebrovaskulärer Insult

im letzten Monat, schwere Hypertonie, Dialyse, größere Operation innerhalb der letzten 6 Wochen oder Thrombozytenzahl < 100 000 mm^3)
- Gabe von Antithrombotika (Heparin)
- Gabe von Antikoagulanzien

Aktuter Myokardinfarkt (MI)

Bei einem akuten Myokardinfarkt kommt es zu einem akuten Absterben von Myokardzellen infolge eines Mangels an oxygeniertem Blut in den Koronararterien. Der MI wird häufig als Herzinfarkt bezeichnet.

Pathophysiologie

Verletzung des Arterienendothels → verstärkte Adhäsion von Thrombozyten → entzündliche Reaktion veranlasst Monozyten und T-Lymphozyten zur Abwanderung in die Intima → Makrophagen und glatte Muskeln füllen sich mit Lipiden, bilden Fettstreifen und eine fibröse Kappe → Kappe wird dünner, wodurch eine Ruptur oder Blutung wahrscheinlicher wird → Ruptur begünstigt Thrombenbildung und Vasokonstriktion → Ergebnis: Thrombus und verengte oder verschlossene Arterie. Bleibt das Gefäß so lange verschlossen, dass im Rahmen einer akuten Myokardischämie Troponin freigesetzt wird, liegt ein akuter Myokardinfarkt vor.

Klinik

Brustschmerzen oder Beschwerden, die 20 Minuten oder länger andauern. Die Schmerzen werden als Druck-, Enge- oder Beklemmungsgefühl, als Brennen oder Vernichtungsschmerz beschrieben, sind typischerweise in der Brustmitte oder im Oberbauch lokalisiert und können in Arme, Schultern, Hals, Kiefer oder Rücken ausstrahlen.

Häufige Begleitsymptome sind Schwäche, Atemnot, Schwitzen oder Angst. Die Beschwerden lassen trotz Gabe von Nitroglyzerin nicht nach. Bei Frauen zeigen sich eventuell atypische Beschwerden wie Kurzatmigkeit oder Erschöpfung. Auch bei Diabetikern treten möglicherweise nicht die klassischen Symptome eines akuten MI auf. Bei älteren Menschen kommt es eventuell zu Kurzatmigkeit, Lungenödem, Schwindel und Bewusstseinsveränderungen.

ST-Hebungsinfarkt (STEMI): Achten Sie auf große positive T-Wellen und eine ST-Hebung von ≥ 1 mm über der Grundlinie.

Nicht-ST-Hebungsinfarkt (NSTEMI): eventuell ST-Strecken-Senkung und T-Wellen-Inversion.

Diagnostik

- EKG-Befunde
- kardiale Marker (CK, CK-MB, Myoglobin und Troponine)
- Echokardiografie (Feststellen von Wandbewegungsstörungen)

Management

- auf ausstrahlende Schmerzen, Kurzatmigkeit und Schwitzen achten
- EKG mit 12 Ableitungen und Blutentnahme zur Untersuchung auf kardiale Marker
- engmaschiges Vitalzeichen-Monitoring
- **MONA**-Schema: Gabe von **M**orphin, **O**$_2$, **N**itroglyzerin und **A**zetylsalyzylsäure möglichst i.v.
- weiterhin O_2-Gabe zum Erhalt eines SpO_2 von > 90 %
- Gabe von Nitroglyzerin sublingual Tabletten oder Spray
- Gabe von Morphin i.v., bis der Schmerz unter Kontrolle ist (cave: Hypotonie, Atemdepression)

Hypertensive Krise

Die hypertensive Krise ist eine schwere Form der Hypertonie (syst. Blutdruck > 179 mmHg, diast. Blutdruck > 109 mmHg), die Organschäden verursachen kann. Es gibt zwei Formen einer hypertensiven Krise:

- **Hypertensiver Notfall:** schneller Blutdruckanstieg (innerhalb von Stunden bis Tagen) → akute Schädigung von Organgewebe.
- **Dringend zu behandelnde Hypertonie:** langsamer Blutdruckanstieg (innerhalb von Tagen bis Wochen), der in der Regel keine Schädigung von Organgewebe verursacht.

Pathophysiologie

Störungen oder Ursachen wie essenzielle Hypertonie, Krankheit des Nierenparenchyms, renovaskuläre Erkrankung, Schwangerschaft, Medikamente zur Behandlung von endokrinen Störungen, autonome Hyperreaktivität, ZNS-Störung.

Blutdruckanstieg → Gefäßentzündung → Gefahr einer Hirnblutung, eines ischämischen Hirninfarkts, eines Herzinfarktes oder eines akuten Nierenversagens.

Klinik

Symptome einer hypertensiven Krise sind:

- Brustschmerzen
- Dyspnoe
- neurologische Defizite, fokale Ausfälle, Krämpfe
- Verwirrtheit, Somnolenz, Stupor
- okzipitale Kopfschmerzen
- Sehstörungen
- Erbrechen.

Diagnostik

- CT von Thorax, Abdomen und Gehirn
- 2D-Echokardiografie oder transösophageale Echokardiografie
- EKG
- Labortests: vollständiges Blutbild, kardiale Marker, Harnstoff, Kreatinin, Urinanalyse, Urintoxikologie

Management

- O_2-Gabe zum Erhalt eines paO_2 von > 92 %
- Blutdruck alle 5 Minuten messen, dann nach längeren Intervallen
- Medikamente der ersten Wahl: α- und β-Blocker
- Gabe von Vasodilatatoren (z. B. Nitroglyzerin), Diuretika, Kalziumantagonisten
- Hypertensiver Notfall: intravenöse Medikamentengabe ist zu bevorzugen, MAP in der ersten Stunde um max. 25 % senken; ist der Patient stabil, diastolischen Blutdruck in den nächsten 2–6 Stunden auf 100–110 mmHg senken.
- Dringend zu behandelnde Hypertonie: orale Gabe von Medikamenten (β-Blocker, Diuretika, Kalziumantagonisten, ACE-Hemmer), Blutdrucksenkung innerhalb von 24–36 Stunden, Gabe von schnell wirkenden Medikamenten.
- Primäres Ziel bei neurologischen Komplikationen: Erhalt einer adäquaten Hirndurchblutung, Kontrolle der Hypertonie, Verringerung des Hirnödems. Blutdruck um 10 % senken, jedoch um nicht mehr als 20 % bis 30 % des Ausgangswerts.

Herzinsuffizienz

Der Begriff «Herzinsuffizienz» ist die allgemeine Umschreibung für eine ungenügende Fähigkeit des Herzens, ausreichend Blut durch den Körper zu pumpen. Dieses Defizit führt zu einer mangelnden Versorgung der Körpergewebe mit lebenswichtigen Nährstoffen und Sauerstoff.

Pathophysiologie

Es gibt zwei Arten von Herzinsuffizienz: Links- und Rechtsherzinsuffizienz. Beide Formen können akut oder chronisch und leicht bis schwer sein und werden durch Hypertonie, KHK oder eine Erkrankung der Mitral- oder Aortenklappe verursacht. Die Herzinsuffizienz kann zudem in zwei Unterarten unterteilt werden, in die systolische und in die diastolische Herzinsuffizienz:

- zu einer systolischen Herzinsuffizienz kommt es, wenn sich das Herz während der Systole nicht kräftig zusammenziehen kann, um eine adäquate Blutmenge in den Kreislauf auszuwerfen; durch die verminderte Kontraktilität steigt die Vorlast und die erhöhte Nachlast ist das Ergebnis eines erhöhten peripheren Widerstands.
- zu einer diastolischen Herzinsuffizienz kommt es, wenn sich der linke Ventrikel während der Diastole nicht ausreichend entspannen kann; dies hat zur Folge, dass sich der Ventrikel nicht genügend mit Blut füllt, um ein ausreichendes Herzminutenvolumen (HMV) zu gewährleisten.

Klinik

Symptome der **Linksherzinsuffizienz** (pulmonale Stauung) sind:

- Dyspnoe, Orthopnoe, Tachypnoe
- Schwitzen

- Tachykardie
- evtl. Galopprhythmus des Herzens
- paroxysmale nächtliche Dyspnoe
- pulmonale Rasselgeräusche
- pfeifende Atemgeräusche (Stridor)
- Stauungsbronchitis
- schaumiger, rot gefärbter Auswurf
- Verwirrtheit, Unruhe
- Erschöpfung, Schwäche
- evtl. prärenale Niereninsuffizienz.

Symptome der **Rechtsherzinsuffizienz** (generalisierte venöse Stauung) sind:

- Schmerzen im rechten oberen Quadranten
- periphere Ödeme
- Halsvenenstauung
- Stauungsleber (vergrößerte, schmerzhafte Leber)
- Stauungsgastritis
- Hypertonie
- Appetitlosigkeit
- Übelkeit.

Diagnostik

- Bestimmung des BNP-Spiegels (natriuretisches Peptid Typ B)
- Röntgen-Thorax
- Echokardiografie
- Legen eines Pulmonaliskatheters zur Messung der Druckverhältnisse

Management

- primäres Ziel der Behandlung von Herzinsuffizienz: Aufrechterhaltung eines adäquaten HMV

- sekundäres Ziel: Senkung des venösen (kapillären) Drucks zur Verringerung von Ödemen
- Gabe von Diuretika (Furosemid) zur Verringerung der Flüssigkeitsretention
- Gabe von Betablockern zur Verringerung der kardialen Arbeitslast
- Gabe von Nitraten (Nitroglyzerin) zur Verbesserung der myokardialen Kontraktilität
- Gabe von Inotropika (Dobutamin) zur Verbesserung der myokardialen Kontraktilität

Bauchaortenaneurysma

Das Bauchaortenaneurysma ist eine lokale, chronisch-abnorme Ausweitung («Aussackung») einer Arterie zwischen der A. renalis und A. iliaca. Diese hat einen mindestens 1½-mal größeren Durchmesser als das normale Arterienlumen, wird naturgemäß immer größer und kann rupturieren.

Pathophysiologie

Bisher existieren zur Pathologie des Bauchaortenaneurysmas nur Theorien. Die Ursache ist noch nicht vollständig geklärt. Einiges deutet darauf hin, dass eine Arteriosklerose und die Zerstörung von Elastin- und Kollagenfasern in den Gefäßwänden zur Entwicklung eines Aneurysmas beitragen.

Pathophysiologie der Arteriosklerose

Durch endotheliale Dysfunktion kommt es zu Endothelschädigungen → Anheften und Einnisten von Makrophagen in die Gefäßintima →

Aktivierung einer Entzündungsreaktion und Wucherung von Zellen (Proliferation) → Blutgefäße bilden faserartige Kapillaren. Diese Depots werden als atheromatöse Plaque aufgebaut → die Plaques stapeln sich und verengen den Blutstrom → Ausstülpung der Bauchaorta.

Pathophysiologische Beteiligung von Elastin und Kollagen
Die mittlere Wandschicht der Arterien (Tunica media) wird dünner → Verringerung der Elastinfasern in den Gefäßwänden → schwächer werdendes Kollagen führt zur Vergrößerung des Aneurysmas und zur Ausstülpung der Bauchaorta.

Klinik

Ein Bauchaortenaneurysma kann asymptomatisch oder symptomatisch verlaufen. Bei asymptomatischem Verlauf ist auf pulsierende Tumoren im Bereich des Nabels mit oder ohne Geräusche zu achten. Bei symptomatischem Verlauf treten folgende Symptome auf:

- frühzeitiges Sättigungsgefühl
- Übelkeit
- Erbrechen
- GI-Blutung
- Rückenschmerzen
- Ischämie in den Beinen
- Venenthrombose
- Schmerzen in Flanken- und Leistengegend.

Bei einem Aortenaneurysma können sich auch Symptome zeigen, die auf folgende Krankheitsbilder hindeuten, aber nicht mit diesen zu verwechseln ist:

- Harnwegsinfekt
- renale Obstruktion
- Bandscheibenruptur
- Divertikulitis

- Pankreatitis
- obere GI-Blutung
- abdomineller Tumor
- perforiertes peptisches Ulkus.

Diagnostik

- Sonografie des Abdomens (diagnostisches Verfahren der ersten Wahl)
- CT des Abdomens
- Röntgen-Abdomen
- Aortografie

Management

- Gabe von Betablockern zur Senkung des arteriellen Drucks; Ziel ist ein Erreichen eines möglichst niedrigen systolischen Blutdrucks (≤ 120 mmHg)
- keine Gabe von direkten Vasodilatatoren

Postoperative Versorgung

- Ziel der postoperativen Versorgung ist die Verringerung von Nachlast und Druck an der operierten Stelle.
- Gabe von Betablockern i.v.; Dosierung je nach Blutdruck; Ziel ist ein systolischer Blutdruck von < 120 mmHg (je nach Anordnung).
- Kontinuierliche Überwachung: neurologischer Status, Herzrhythmus, Atemfrequenz, Hämodynamik, Urinausscheidung und Körperkerntemperatur; auf einen ausgeglichenen Flüssigkeits- und Elektrolythaushalt achten.
- Auf ausreichende Analgesie achten.
- Auf Zeichen eines akuten Nierenversagens, ischämischer Kolitis, Rückenmarksischämie und aorto-enteraler Fistel achten.

- Beobachtung der Funktion des Magen-Darm-Trakts.
- Urinausscheidung von < 0,5 ml/kg/h deutet auf Dehydratation, Volumenmangel oder eine verminderte Nierenfunktion hin.

Aortendissektion

Bei einer Aortendissektion kommt es zu einer longitudinalen Spaltenbildung (ohne Hämatom oder intramuralem Hämatom) der Aortenwände. Der Riss in der Intima trennt die Gefäßschichten voneinander und führt dazu, dass Blut in die Media eintritt und somit der Blutstrom von seiner normalen Bahn abweicht. Eine Aortendissektion erfordert einen notfallmäßigen chirurgischen Eingriff.

Pathophysiologie

Riss in der Intima der Aorta → Blut fließt in die subintimale Region → durch den pulsierenden Druck entsteht ein «falscher» Kanal zwischen Innen- und Mittelschicht der Gefäßwand → Innen- und Mittelschicht sind voneinander getrennt → Abnahme des zirkulierenden Volumens → Kanal wird größer → zunehmende Schwellung oder Hämatom aus koagulierendem Blut → kleiner werdendes Lumen und Behinderung des Blutstroms → sinkendes HMV → Versagen der Endorgane. Das umgeleitete Blut kann sich auch in der Herzgegend ansammeln und eine Herzbeuteltamponade verursachen.

Klinik

Denken Sie an eine akute Phase, wenn die Diagnose innerhalb der ersten 2 Wochen nach Schmerzbeginn gestellt wurde.

Symptome

- Zeichen eines inferioren Myokardinfarktes
- Herzinsuffizienz, Aortenklappeninsuffizienz
- evtl. Schmerzverlagerung in den Bauchraum
- zunehmende Unruhe (Zeichen einer sich ausdehnenden Dissektion)
- verminderte Urinausscheidung
- kardiogener Schock
- Aortendissektion Typ A (Intimaeinriss in Aorta ascendens): starke, manchmal stechende Brustschmerzen.
- Aortendissektion Typ B (Intimaeinriss in Aorta descendens): starke, in den Rücken ausstrahlende Brustschmerzen, die als «zerreißend» oder «rasend» beschrieben werden.

Diagnostik

- Röntgen-Thorax: zeigt ein größer werdendes Mediastinum
- EKG
- transthorakale Echokardiografie
- transösophageale Echokardiografie
- CT
- Aortografie
- MRT

Management

- Blutdruckmessung an beiden Armen; Kontrolle von Herz- und Atemfrequenz sowie Schmerzgrad
- engmaschige Kontrolle der peripheren Pulse; Messung des Knöchel-Arm-Index und Beurteilung des neurologischen Status
- Gabe von Betablockern als Therapie der ersten Wahl
- Planung einer Notfalloperation

Perikarderguss

Bei einem Perikarderguss kommt es zu einer pathologischen Ansammlung von Flüssigkeit im Herzbeutel (normal: 15–50 ml; die Flüssigkeit dient als «Schmiermittel» für das viszerale und parietale Peritoneum). Ein Perikarderguss kann das Herz komprimieren und die Herzfunktion beeinträchtigen.

Pathophysiologie

Ursachen: Thoraxtrauma, Unfälle, Stichwunden, Schusswunden, Tumorrupturen, Obstruktion des lymphatischen oder venösen Flusses → Blutansammlung im Herzbeutel → Druckerhöhung → mögliche kardiale Kompression.

Klinik

- dumpfer, beständiger Schmerz auf der linken Brustseite mit Symptomen einer kardialen Kompression
- gedämpfte Herztöne
- evtl. Perikardreiben bei Auskultation hörbar
- gedämpftes Geräusch beim Abklopfen der linken Lunge am unteren linken Schulterblattwinkel (Ewart-Zeichen)
- das EKG zeigt eine Niedervoltage der QRS-Komplexe

Der Perikarderguss kann mit bis zu 2 Litern Flüssigkeitsansammlung im Herzbeutel asymptomatisch sein.

Diagnostik

- Echokardiografie

Management

- Schmerzmanagement
- Perikardpunktion durch den Arzt
- Linderung der Kurzatmigkeit durch Umlagerung des Patienten
- Wundversorgung nach der Perikardpunktion; Versorgung des Perikardkatheters
- engmaschige Kontrolle von Vitalzeichen, Bewusstseinszustand, Atmung, Haut und Temperatur, Ein- und Ausfuhr
- Herzbeuteltamponade vermeiden

Herzoperationen

Koronare Bypass-Operation

Die koronare Bypass-Operation ist ein chirurgischer Eingriff am offenen Herzen, bei dem ein Blutgefäß einer anderen Körperregion (in der Regel die Vena saphena magna) unterhalb der verschlossenen Koronararterie eingepflanzt wird, sodass das Blut die Verschlussstelle umfließen kann.

Pathophysiologie

Operiert werden Patienten mit einer KHK und verstopften Koronararterien. In der Intima der Arterienwand abgelagerte Fettstreifen verursachen eine Entzündungsreaktion mit nachfolgender Proliferation der

Zellen. Letztere wiederum führt zur Bildung fibröser Kappen und zur Ablagerung atheromatöser Plaques. Die Plaques werden größer und behindern den Blutfluss.

Klinik

Ischämie: dauert eine ischämische Episode lange genug an, kommt es zum Absterben von Myokardzellen und damit zu Myokardinfarkt, Angina pectoris, Brustschmerzen, körperlichen und viszeralen Schmerzen sowie Unwohlsein. Vorhofflimmern ist eine häufige herzchirurgische Komplikation.

Diagnostik

- Anamnese
- Belastungstest (Ergometer)
- Gated SPECT (Myokardperfusionsszintigrafie)
- transösophageale Echokardiografie (TEE)
- EBCT (Elektronenstrahl-Computertomografie)
- Labortests: Lipidprofil

Postoperative Versorgung

Zur üblichen postoperativen Versorgung zählen die Sicherung der Atemwege und die Überwachung von pulmonalem Status, Vitalzeichen sowie Ein- und Ausfuhr. Weitere Maßnahmen

- stündliche Kontrolle des peripheren und neurovaskulären Status in den ersten 8 Stunden
- Beurteilung des neurologischen Status
- titrierte Gabe von Vasopressoren und Inotropika zur Optimierung von Herzfunktion und Blutdruck
- Kontrolle der Thoraxdrainage und Dokumentation der Sekretmenge

- auf Blutungszeichen achten; Kontrolle des Hb- und Hk-Werts
- Schmerzkontrolle und Gabe von Schmerzmitteln, falls erforderlich.

Koronarstent/perkutane Koronarintervention

Die perkutane Koronarintervention (PCI) ist ein häufig durchgeführtes Verfahren bei Angina pectoris. Im Katheterlabor wird ein Katheter mit einer aufblasbaren Ballonspitze in die betreffende Koronararterie eingeführt. Ist die Läsion lokalisiert, wird der Katheter dort positioniert, der Ballon aufgeblasen und die arteriosklerotische Plaque komprimiert, wodurch das Gefäß geweitet wird. Intrakoronare Stents werden in der Regel während einer PCI eingeführt. Stents ermöglichen die Wiedereröffnung eines plötzlich verschlossenen Gefäßes oder einer erneuten Stenose nach PCI oder verhindern einen drohenden Gefäßverschluss.

Verfahren

Ein Stent ist ein entfaltbarer, netzartiger Schlauch, der zur Aufrechterhaltung der Gefäßdurchgängigkeit konzipiert wurde. Er komprimiert die Arterienwände und arbeitet damit einer Vasokonstriktion entgegen. Stents werden vorsichtig an der betroffenen Stelle eingebracht, um das Gefäß offen zu halten.

Klinik, mögliche Komplikationen

- atypische oder typische Brustschmerzen
- Kurzatmigkeit
- Dyspnoe
- Symptome von Angina pectoris

Diagnostik

- EKG
- Echokardiografie
- Röntgen-Thorax
- Labortests: Bestimmung der kardialen Marker und Enzyme

Management

- Gabe von Thrombozytenaggregationshemmern (Aspirin, Ticlopidin, Clopidogrel)
- Gabe von Glykoprotein-IIb/IIIa-Rezeptor-Antagonisten (z. B. Eptifibatid [Integrillin], Tirofiban [Aggrastat])
- auf Symptome und Zeichen von Blutungen an der Katheterstelle achten, regelmäßiges Kontrollieren des Druckverbandes (cave bei noch liegender Schleuse)
- auf Brustschmerzen achten; Vitalzeichen-Kontolle
- auf Einhaltung der Bettruhe nach dem Eingriff sowie auf eine gerade Stellung des Beines mit Punktionsstelle achten

Einführung des Stents

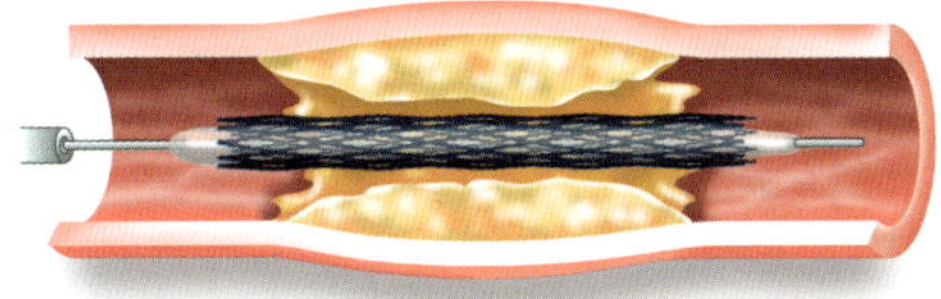

Aufblasen des Ballons und Entfaltung des Stents

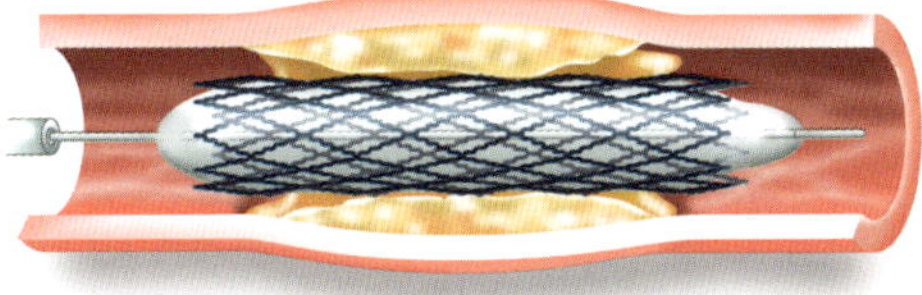

Ballonentfernung und Stentimplantation

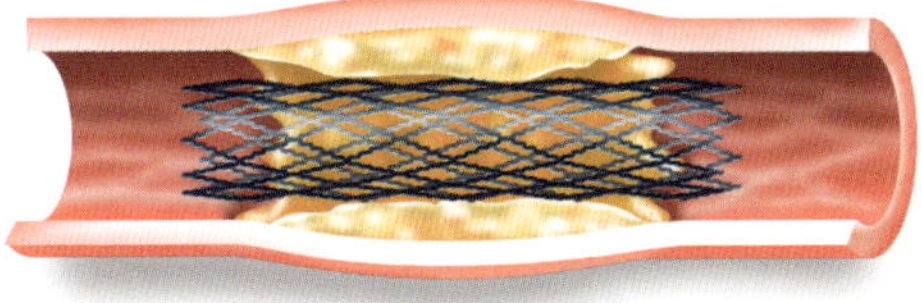

Abbildung 2.1: Koronarstent

Herzklappenersatz

Folgende Diagnosen erfordern einen chirurgischen Herzklappenersatz (mechanische oder Schweineherzklappe):

- erworbene Klappendysfunktion
- Mitralklappenstenose
- Mitralklappeninsuffizienz
- Mitralklappenprolaps
- Aortenklappenstenose
- Aortenklappeninsuffizienz.

Das chirurgische Verfahren entspricht dem der Operation am offenen Herzen, wobei der Herzkreislauf nicht umgeleitet, sondern lediglich die Klappe ersetzt wird.

Pathophysiologie

- **Mitralklappenstenose:** typischerweise nach rheumatischem Fieber (kann eine Klappenverdickung verursachen), Vorhofmyxom (Tumor), Kalziumakkumulation oder Thrombenbildung; Klappe wird starr → die Verengung der Klappenöffnung verhindert den normalen Blutstrom vom linken Vorhof zum linken Ventrikel → Lungenstauung → Rechtsherzinsuffizienz.
- **Mitralklappeninsuffizienz:** fibrotische und kalkige Veränderungen verhindern einen vollständigen Verschluss der Mitralklappe während der Systole → unvollständiger Klappenverschluss → Rückfluss des Blutes in den linken Vorhof, wenn sich der linke Ventrikel zusammenzieht → erhöhter Volumenauswurf bei der nächsten Systole → erhöhter Druck → Linksventrikelhypertrophie.
- **Mitralklappenprolaps:** die Klappensegel sind vergrößert und wölben sich während der Systole in den linken Vorhof → in der Regel

nicht gefährlich, kann jedoch zu einer Mitralklappeninsuffizienz führen.

- **Aortenklappenstenose:** die Klappenöffnung ist verengt und behindert den Blutausstrom aus dem linken Ventrikel während der Systole → erhöhter Widerstand beim Auswurf oder erhöhte Nachlast → Ventrikelhypertrophie.
- **Aortenklappeninsuffizienz:** Klappensegel schließen nicht richtig → während der Diastole Rückfluss des Blutes zurück in den Ventrikel → Linksventrikelhypertrophie.

Klinik

- **Mitralklappenstenose:** Erschöpfung, Belastungsdyspnoe, Orthopnoe, paroxysmale nächtliche Dyspnoe, Hämoptyse (Bluthusten), Hepatomegalie, Halsvenenstauung, eindrückbare Ödeme, Vorhofflimmern, diastolisches Geräusch über der Herzspitze.
- **Mitralklappeninsuffizienz:** Erschöpfung, Belastungsdyspnoe, Orthopnoe, Herzrasen, Vorhofflimmern, Halsvenenstauung, eindrückbare Ödeme, hochfrequentes Geräusch während der gesamten Systole.
- **Mitralklappenprolaps:** atypische Brustschmerzen, Schwindel, Synkopen, Herzrasen, atriale Tachykardie, ventrikuläre Tachykardie, systolischer Klick.
- **Aortenklappenstenose:** Belastungsdyspnoe, Angina pectoris, Synkopen bei Anstrengung, Erschöpfung, Orthopnoe, paroxysmale nächtliche Dyspnoe, hartes systolisches ansteigendes-abfallendes Geräusch (crescendo-decrescendo).
- **Aortenklappeninsuffizienz:** Herzrasen, Dyspnoe, Orthopnoe, paroxysmale nächtliche Dyspnoe, Erschöpfung, Angina pectoris, Sinustachykardie, rauschendes diastolisches abfallendes Geräusch (decrescendo).

Diagnostik

- Echokardiografie
- EKG
- Angiografie
- Belastungstoleranztest

Management

- reguläre postoperative Versorgung: Atemwege sichern, Überwachung des pulmonalen Status
- Kontrolle von Vitalzeichen und Ein- und Ausfuhr
- in den ersten 8 Stunden postoperativ stündliche Beurteilung des peripheren, neurovaskulären und neurologischen Status
- titrierte Gabe von Vasopressoren und Inotropika zur Optimierung von Herzfunktion und Blutdruck
- Kontrolle der Thoraxdrainage und Wundrainagen
- auf Blutungszeichen achten
- Kontrolle des Hb- und Hk-Wert
- Schmerzkontrolle
- Beginn einer Antikoagulanzientherapie, wenn vom Herzchirurgen angeordnet

Herztransplantation

Bei der Herztransplantation wird das kranke Herz entfernt und durch ein gesundes Spenderherz ersetzt.

Ursachen, die eine Herztransplantation erforderlich machen

Zu den Herzkrankheiten im Endstadium zählen angeborene Herzfehler (z. B. singulärer Ventrikel), Kardiomyopathien (primär: idiopathisch, familiär, nach Schwangerschaft, medikamentenbedingt) und erworbene Herzkrankheiten (Klappenerkrankung).

Kriterien für eine Herztransplantation

- dekompensierte Herzinsuffizienz
- KHK mit beständigen Symptomen von Angina pectoris
- medikamentös und chirurgisch nicht behandelbare ventrikuläre Rhythmusstörungen
- primäre Herztumoren ohne Nachweis einer Streuung in andere Körpersysteme

Diagnostik vor der Transplantation

- Echokardiografie
- Rechtsherzkatheter
- Lungenfunktionstests
- Belastungstests (Laufband)
- Ultraschall des Abdomens
- Röntgen-Thorax-Aufnahmen
- Koronarangiografie
- Herzbiopsie
- Chromosomentest
- Labortests: klinische Chemie, vollständiges Blutbild, humanes Leukozyten-Antigen-System (HLA-System) Antikörper-Screening, virales Antikörper-Screening (HIV, Zytomegalievirus, Herpesvirus, Varizellen, Epstein-Barr-Virus)

Postoperative Versorgung

Verlegung des Patienten auf die Herz-Thorax-Intensivstation; Patient bleibt ca. 24–48 Stunden lang beatmet, bis Narkosemittel ausgeschieden sind.

- engmaschige Kontrolle der Urinausscheidung
- tägliche Röntgen-Thorax-Kontrollen
- Kontrolle und Wundversorgung der liegenden Drainagen sowie Kontrolle der Sekretmengen (in der Regel werden 2–3 Thoraxdrains gelegt)
- Patienten nach der Extubation stündlich absaugen und husten lassen; Atemgymnastik
- vollständige Beurteilung des Patienten mit Erfassung aller dazugehörigen Parameter während der ersten 12–24 Stunden postoperativ und Dokumentation der Ergebnisse
- auf Blutungszeichen achten
- Behandlung von Herzrhythmusstörungen
- Vermeidung einer Rechtsherzinsuffizienz
- Achten Sie auf frühe Zeichen einer Abstoßungsreaktion und Infektion sowie auf Probleme mit der immunsuppressiven Therapie
- Achten Sie auf Zeichen einer Medikamententoxizität
- intensivmedizinische Versorgung des Patienten für ca. 3–5 Tage postoperativ
- Behandlung einer Abstoßungsreaktion: Gabe von erhöhten Dosen Cyclosporin, hohen Dosen Kortikosteroiden, Verabreichung monoklonaler oder polyklonaler Antikörper
- hohes Infektionsrisiko in der ersten postoperativen Woche

Symptome und Zeichen einer Abstoßungsreaktion

- leichtes Fieber
- Müdigkeit
- Kurzatmigkeit
- periphere Ödeme
- pulmonale Rasselgeräusche
- Perikardreiben
- Arrhythmien
- Niedervoltage im EKG
- Halsvenenstauung
- Hypotonie
- Röntgenaufnahme zeigt vergrößertes Herz
- vaskuläre Degeneration
- Tachykardie
- Herzklopfen
- Übelkeit und Erbrechen

Weitere Komplikationen

- Infektionen
- KHK

Karotisendarteriektomie

Die Karotisendarteriektomie ist ein chirurgisches Verfahren zum Entfernen von Plaques aus der A. carotis. Auf diese Weise kann das Lumen vergrößert und ein adäquater Blutfluss hergestellt werden, um die Entstehung eines Schlaganfalls vorzubeugen. Das Verfahren ist bei symptomatischen Patienten mit karotisbedingten transitorischen ischämischen Attacken (TIA) oder kleineren Schlaganfällen und einer Karotisstenose von 70 %–99 % indiziert.

Pathophysiologie des Krankheitsprozesses

Ein chirurgischer Eingriff wird bei Patienten mit symptomatischer Karotisstenose vorgenommen.

Durch endotheliale Dysfunktion kommt es zu Endothelschädigungen → Anheften und Einnisten von Makrophagen in die Gefäßintima → Aktivierung einer Entzündungsreaktion und Proliferation → Blutgefäße bilden faserartige Kapillaren → Ablagerungen bauen sich als atheromatöse Plaques auf → Plaques behindern den Blutfluss.

Klinik

- Symptome und Zeichen einer TIA oder eines Schlaganfalls
- Schwindel
- Benommenheit

Diagnostik

- Carotis-Doppler
- Magnetresonanzangiografie (MRA)
- Kontrastmittel-MRA
- intraarterielle Angiografie

Management

- Kontrolle der Operationswunde auf Blutungen
- engmaschige Kontrolle des neurologischen Status
- Gabe von Antihypertensiva
- Gabe von Thrombozytenaggregationshemmern

Entzündliche Herzerkrankungen

Endokarditis

Die Endokarditis ist eine Entzündung der Herzinnenhaut. Betroffen sein können Herzklappen, Chordae tendineae (Sehnenfäden), Septum oder die Auskleidung der Kammern. Eine Endokarditis wird typischerweise durch Bakterien (*Staphylokokken, Streptokokken, Enterokokken*) verursacht.

Pathophysiologie

Mikroben besiedeln die Klappensegel → Infektion → Deformierung der Klappensegel.

Klinik

- akut und plötzlich auftretendes Fieber
- Schüttelfrost
- Nachtschweiß
- Appetitlosigkeit
- starke Müdigkeit und Unwohlsein
- Übelkeit und Erbrechen
- Kopfschmerzen
- Gewichtsverlust
- Kurzatmigkeit
- Brustschmerzen
- Bauchschmerzen
- Verwirrtheit
- Schmerzen in Muskeln, Gelenken und Rücken
- petechiale Blutungen

Der Verdacht erhärtet sich dann, wenn Petechien an Augenbindehaut, Hals, Brust, Abdomen oder Mundschleimhaut auftreten. Achten Sie auf Janeway-Läsionen (nicht schmerzempfindliche, erythematöse Flecken) an Handinnenflächen und Fußsohlen, Osler-Knötchen (schmerzempfindliche, erythematöse, erhabene Knoten) an Finger-, Zehenkuppen, Arme und Beinen, sowie Splitterblutungen unter den Fingernägeln.

Diagnostik

- transthorakale Echokardiografie (TEE)
- CT oder MRT des Abdomens
- positive Blutkulturen, vollständiges Blutbild

Management

- Antibiotikagabe (Antibiotika-Kombination bis Antibiogramm vorliegt)
- evtl. Operationsvorbereitung bei akuten Komplikationen (z. B. Klappendestruktion, Abszessbildung, Perforationen, Embolien)
- Prioritäten sind: Unterstützung der Herzfunktion, Infektionsbekämpfung, Vermeidung von Komplikationen wie systemische Embolie und Herzinsuffizienz
- keine Gabe von Antikoagulanzien aufgrund der Gefahr von intrazerebralen Blutungen
- Bettruhe einhalten lassen

Perikarditis

Die Perikarditis ist eine Entzündung des Herzbeutels mit einer einhergehenden Flüssigkeitsansammlung in der Perikardhöhle. Eine Perikarditis kann durch Bakterien, Viren, Autoimmunreaktionen, bestimmte

Medikamente, Verletzungen oder Erkrankungen der umliegenden Organe (Myokardinfakrt, Pleuritis) entstehen. Häufig bleibt die Ursache der Erkrankung jedoch unklar (idiopathische Perikarditis).

Pathophysiologie

Primäre Ursache → Entzündung des Perikards → übermäßige Flüssigkeitsansammlung oder erhöhter Druck auf das Herz → mögliche Herzbeuteltamponade.

Klinik

- stechende, beständige Brustschmerzen im mittleren Brustbereich (retrosternal, atemabhängig)
- allgemeine Schwäche, Tachypnoe, Tachykardie, Beklemmungsgefühl, Fieber
- charakteristische Zeichen: Perikardreiben bei der Auskultation, Patient beugt sich im Sitzen nach Vorne, um die Brustschmerzen zu lindern, Ausstrahlen der Schmerzen in den Bereich des Trapezmuskels.

Diagnostik

- EKG
- Echokardiografie
- Röntgen-Thorax
- Laboruntersuchungen (kardiale Marker, Blutbild, Befunde der ursächlichen Erkrankung)
- Urinanalyse
- transösophageale Echokardiografie (TEE)

Management

- Entzündungshemmung
- Bettruhe
- auf Zeichen einer Herzbeuteltamponade achten
- Schmerzbekämpfung (evtl. Opioidgabe)
- je nach ursächlicher Erkrankung Therapie mit Antibiotika (erregerspezifische Antibiotikatherapie), Immunsupressiva oder Antimykotika
- Kontrolle von Temperatur, Herzrhythmus und Veränderung der Herzgeräusche
- Beurteilung von neurologischem Status und Hautzustand
- Kontrolle der Urinausscheidung
- evtl. Perikardpunktion, zur Entleerung des Ergusses
- bei einer Perikardektomie (teilweise Entfernung des Herzbeutels) Kontrolle von Vitalzeichen, Laborwerten, Wunden und Einstichstellen von Gefäßzugängen

Herzschrittmacher

Es gibt drei Arten von Herzschrittmachern:

- externe Schrittmacher
- passagere Schrittmacher
- permanente Schrittmacher.

Externe Schrittmacher

Externe (transkutane) Schrittmacher dienen dem nicht-invasiven, vorübergehenden Pacing. Dazu werden zwei große externe Elektroden angelegt. Diese werden an einen externen Pulsgenerator angeschlossen, der im Wechselstrom- oder Batteriemodus arbeitet. Der Generator gibt elektrische Impulse ab, die über die Elektroden und anschließend transkutan weitergeleitet werden, um die ventrikuläre Depolarisation zu aktivieren, wenn das Herz des Patienten langsamer schlägt als die am Schrittmacher eingestellte Frequenz. Ein zur notfallmäßigen Versorgung eines Patienten gelegter transkutaner Schrittmacher sollte nicht länger als 48–72 Stunden verbleiben. Die Elektroden sind mindestens einmal pro Tag auszuwechseln.

Passagere Schrittmacher

Passagere (perkutane) Schrittmacher dienen dem invasiven, vorübergehenden Pacing. Ein solches Schrittmachersystem besteht aus einem externen, batteriebetriebenen Impulsgeber und Schrittmacherelektroden oder Verbindungskabeln. Diese sind an einem Ende mit dem Impulsgeber verbunden und haben am anderen Ende Kontakt zum Herzen. Elektrische Impulse werden vom Minuspol oder Impulsgeber abgegeben, fließen durch die Elektroden und regen die Herzzellen zur Depolarisation an.

Permanente Schrittmacher

Mithilfe permanenter Schrittmacher werden bleibende Erregungsleitungsstörungen (vollständiger Herzblock, Sinusknotensyndrom) behandelt. Das Schrittmacheraggregat wird subkutan meist unter den rechten M. pectoralis major eingesetzt. Die Elektroden werden durch die V. subclavia oder V. cava superior in das rechte Herz vorgeschoben und dort verankert. Permanente Schrittmacher werden in der Regel von einer Lithiumbatterie versorgt und haben eine durchschnittliche Lebensdauer von 10 Jahren.

Automatische implantierbare Cardioverter Defibrillatoren (AICD)

Ein AICD ist indiziert bei einer oder mehreren Episoden spontaner, anhaltender ventrikulärer Tachykardie (VT) oder bei einem nicht zu einem Myokardinfarkt oder anderen korrigierbaren Ursachen in Beziehung stehenden Kammerflimmern.

Herzbeuteltamponade

Bei der Herzbeuteltamponade kommt es zu einer übermäßigen Ansammlung von Flüssigkeit oder Blut in der Perikardhöhle, wodurch der Druck im Herzbeutel zunimmt und die Herzfunktion beeinträchtigt wird.

Pathophysiologie

Ursachen: ausgedehnte Myokardverletzung, rupturierte Koronararterie, Stichwunden, Schusswunden, rupturierte Tumoren, Behinderung des lymphatischen oder venösen Flusses → Blutansammlung im Herzbeutel → erhöhter venöser Druck → Kompression aller vier Herzkammern → Kompression von rechtem Vorhof und rechtem Ventrikel →

↓ Befüllung des rechten Vorhofs in der Diastole → ↓ Rückfluss von venösem Blut zum rechten Vorhof → ↑ venöser Druck → Halsvenenstauung, Ödeme, Hepatomegalie, ↑ diastolischer Blutdruck → weiterhin Kompression des Herzens → ↓ Befüllung der Ventrikel in der Diastole → ↓ Schlagvolumen (SV), ↓ Herzminutenvolumen (HMV), ↓ Gewebeperfusion → Körper versucht, das Blutvolumen zu erhöhen und erhöht das SV → ↑ Arbeitslast des Herzens → Kompensation des Körpers → Tachykardie → all diese Kompensationsmechanismen funktionieren nur über einen begrenzten Zeitraum hinweg → Schock, Herzstillstand oder Tod, wenn nicht sofort Notfallmaßnahmen eingeleitet werden.

Klinik

Erste Zeichen

- Angst und Unruhe
- kalte, schweißige Haut

Klassische Zeichen

- Beck'sches Trias: gedämpfte Herztöne, gestaute Halsvenen (ZVD ↑) und Hypotonie
- kleine Blutdruckamplitude (sowohl systolisch als auch diastolisch)
- Tachykardie
- schwacher, fadenförmiger Puls

Späte Zeichen

- paradoxer Puls (systolischer Blutdruck fällt bei der Einatmung um > 10 mmHg ab)
- elektrischer Alternans (Schwankungen der Höhe und Richtung von P-Wellen, QRS-Komplexen und evtl. auch T-Wellen in allen Ableitungen)

Diagnostik

- Röntgen-Thorax
- Echokardiografie

Management

- 2D-Echokardiografie
- Röntgen-Thorax
- Laboruntersuchungen
- Legen eines Pulmonaliskatheters
- Patienten auf den Rücken legen, Kopfteil um 30 °–45 ° erhöhen
- Sauerstoffgabe
- Gabe von Sedativa und Morphin zur Linderung der Brustschmerzen
- EKG
- bei maschineller Beatmung: Patienten nicht mit Überdruck beatmen
- Inotropika bereithalten
- Blut, Plasma und Volumenexpander bereithalten

ALS-Algorithmen: Herz-Kreislauf-Stillstand

Kammerflimmern (KF) oder pulslose ventrikuläre Tachykardie (VT)

- **Beginn der kardiopulmonalen Reanimation (CPR)** im CV-Verhältnis 30:2
- **Defibirillation:** biphasisch mit 150–200 J; monophasisch mit 360 J
- Fortsetzen der **CPR** (Verhältnis 30:2, etwa über 2 Min.)
- Herzrhythmus beurteilen
- erneute **Defibrillation** bei bestehendem Kammerflimmern oder VT; biphasisch 150–360 J; monophasisch 360 J
- sofortiges Fortsetzen der kardiopulmonalen Reanimation

- Herzrhytmus beurteilen
- nach 3. Schockversuch ohne ROSC (return of spontaneuous circulation), intravenöse/intraossäre Gabe von 1 mg **Adrenalin** und 300 mg **Amiodaron** ohne Unterbrechung der CPR
- danach Injektion von 1mg Adrenalin alle 3–5 Min., bis ROSC erreicht ist
- kurze Rhythmusanlysen; Unterbrechungen der Thoraxkompression so kurz wie möglich halten
- evtl. endotracheale Intubation; 10 Beatmungen/Min. und Thoraxkompression mit einer Frequenz von 100/Min. durchführen

[überarbeitet und angepasst nach den aktuellen ERC-Leitlinien 2010; Anm. d. dt. Hrsg.]

Asystolie oder pulslose elektrische Aktivität (PEA)

- Beginn der **kardiopulmonalen Reanimation** (CPR) im CV-Verhältnis 30:2
- Kontrolle des Herzrhythmus nach 2 Min.
- Verabreichung von 1 mg **Adrenalin** i.v./i.o. sobald Zugang vorhanden; danach 1 mg Adrenalin nach jedem wechselnden Reanimationszyklus (ca. alle 3–5 Min.)
- endotracheale **Intubation**; Thoraxkompressionen ohne Unterbrechung für die Beatmung fortsetzen
- EKG Überprüfen; evtl. Einsatz eines transkutanen Herzschrittmachers

[überarbeitet und angepasst nach den aktuellen ERC-Leitlinien 2010; Anm. d. dt. Hrsg.]

Induzierte oder therapeutische Hypothermie

Um die Schädigung von Hirnzellen zu verringern, wird die Hirnstoffwechselaktivität durch eine absichtlich herbeigeführte Hypothermie reduziert. Dazu wird die Körperkerntemperatur auf 32–34 °C abgesenkt. Studien belegen ein verbessertes neurologisches Outcome bei induzierter Hypothermie nach Kreislaufstillstand.

Indikationen für eine medizinisch induzierte Hypothermie sind:

- Kreislaufstillstand
- ischämische Hirn- oder Rückenmarksverletzung sowie Schlaganfalltherapie
- intrakranielle Eingriffe
- Hirnödem und erhöhter intrakranieller Druck
- Herzchirurgie.

Die Phasen der therapeutischen Hypothermie

Einleitung und Erhaltung

- interne Kühltechnik:
  - kalte Kochsalz- oder Voll-Elektrolyt-Lösung (30 ml/kgKG 4 °C kalter Infusionslösung senkt die Körperkerntemperatur um ca. 1,5 °C)
  - transnasale Kühlung über einen Verdunster
  - intravaskuläre Wärmetauscher, eingelegt über V. femoralis oder V. subclavia
  - kardiopulmonaler Bypass
- externe Kühltechniken:
  - Eisbeutel, nasse Tücher, Eisakkus
  - Kühldecken, Kühlkissen
  - Decken mit Wasser- und Luftkreislauf

Zur Einleitung der Kühlung Gabe von Sedativa und Medikamenten zur neuromuskulären Blockade, um ein «Shivering» zu verhindern.

Engmaschige Temperaturkontrolle. Überwachung der Temperatur mittels einer Temperatursonde in der Blase oder im Ösophagus.

Wiedererwärmung

- langsame, vorsichtige Wiedererwärmung (ca. 0,25–0,5 °C Erwärmung/h)
- cave: Elektrolytverschiebungen
- Wiedererwärmung durch angewärmte intravenöse Infusionen, Wärmedecken, Wärmelampen

Komplikationen und physiologische Auswirkungen der Hypothermie

- Shivering (Zittern, Gegenregulation des Körpers bei Hypothermie, Steigerung der Wärmeproduktion)
- Arrhythmien, Bradykardie
- vermehrte Diurese, Elektrolytstörungen (Hypokaliämie, Hypokalzämie, Hypomagnesiämie)
- verminderte Insulinsekretion
- verminderte Blutgerinnung, erhöhte Blutungsgefahr
- Schwächung des Immunsystems
- verminderte Elimination von Sedativa und Muskelrelaxanzien

[überarbeitet und angepasst nach den aktuellen ERC-Leitlinien 2010; Anm. d. dt. Hrsg.]

Intraaortale Ballonpumpe (IABP)

Die IABP besteht aus einem Polyurethanballon von 30 cm Länge, der an einem Ende eines großlumigen Katheters befestigt ist. Der Katheter wird perkutan oder mittels Arteriotomie in der Leiste in die A. femoralis eingeführt, wobei der Ballon eng am Katheter anliegt. Anschließend wird der Katheter die Aorta hinaufgeschoben, bis die Spitze direkt unterhalb des Abgangs der linken A. subclavia liegt. Ist der Katheter platziert, wird die Ballonverpackung gelöst, um den Ballon intervallweise aufblasen zu können.

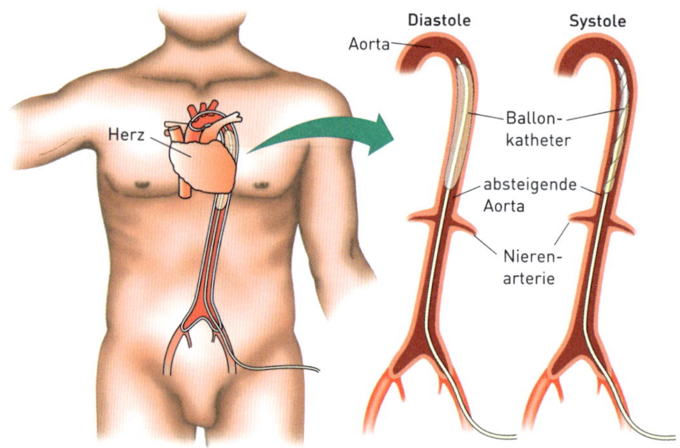

Abbildung 2.2: Intraaortale Ballonpumpe (IABP)

Wirkung

Der intraaortale Ballon wird zu Beginn einer jeden Diastole, wenn sich die Aortenklappe schließt, mit Helium gefüllt. Zu Beginn der ventrikulären Systole, kurz bevor sich die Aortenklappe öffnet, wird der Ballon entleert. Das Aufblasen des Ballons erhöht den diastolischen Spitzendruck und transportiert Blut in die Peripherie. Das Entleeren des Ballons senkt den enddiastolischen Druck, wodurch der Flusswiderstand reduziert wird, wenn sich die Aortenklappe zu Beginn der Systole öffnet. Dadurch wird die ventrikuläre Nachlast gesenkt und das Schlagvolumen verbessert.

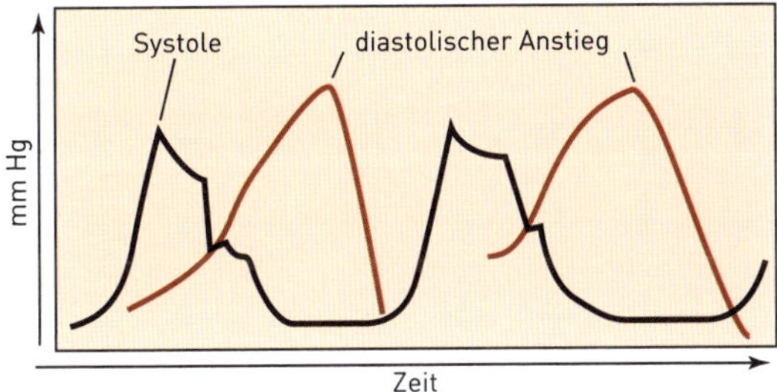

Abbildung 2.3: IABP-Wellenform

Indikationen

- kardiopulmonaler Bypass
- Herztransplantation
- akuter Myokardinfarkt mit kardiogenem Schock
- akute Mitralklappeninsuffizienz
- instabile Angina pectoris

Kontraindikationen

- Aortenklappeninsuffizienz
- Aortendissektion
- innerhalb der letzten 12 Monate erfolgter Eingriff mit prothetischem Ersatz der Aorta thoracica

Management bei IABP

- Monitoring der Druckkurven
- Oberkörper leicht erhöht lagern (circa 30 °)
- Bein mit Punktionsstelle gestreckt lagern
- Kontrolle und Beurteilung der Urinausscheidung (Ballon kann zu tief sitzen und die Nierendurchblutung und damit die Harnproduktion beeinträchtigen)
- Kontrolle der Durchblutung der unteren Extremitäten (Fußpulse) und der neurologischen Funktionen (Pupillen, Bewusstsein, Motorik)

[Anm. d. dt. Hrsg.]

Elektrokardiogramm (EKG)

12-Kanal-EKG

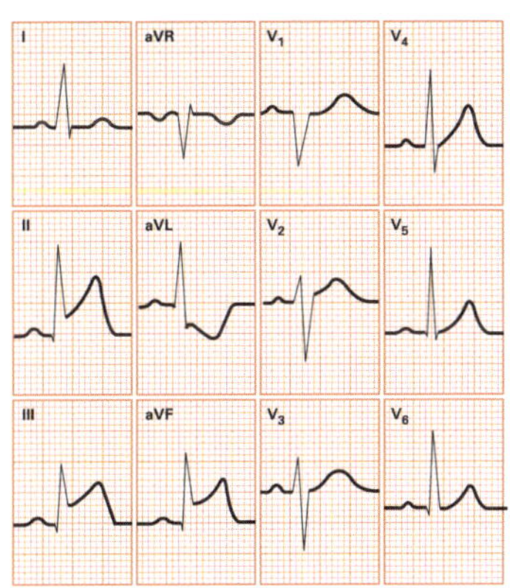

Abbildung 2.4: 12-Kanal-EKG

Standardableitungen

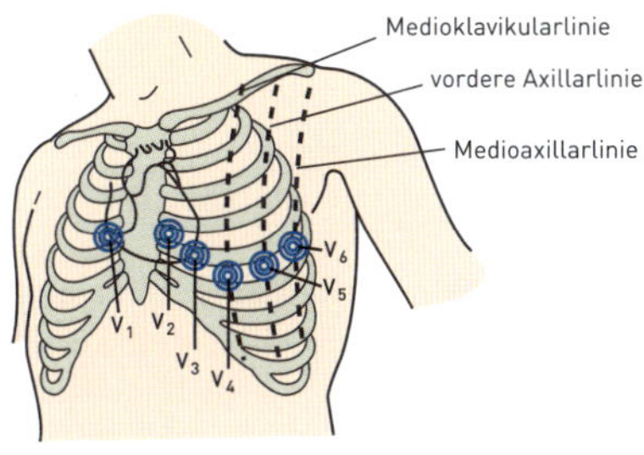

Abbildung 2.5: Standardableitung

Herzrhythmusstörungen

Atriale Rhythmusstörungen

Atriale Rhythmusstörungen werden durch eine gesteigerte Automatie in den Vorhöfen verursacht. Der Patient klagt möglicherweise über Herzklopfen oder Herzrasen. Das Fehlen einer Vorhofkontraktion verkürzt die Diastole → Verlust des «atrial kick» (leichte Vorhofkontraktion in der späten Ventrikeldiastole, 25 % bis 30 % des HMV) → ↓ HMV → ↓ Durchblutung der Koronarien → ischämisch bedingte Myokardveränderungen.

Ursachen

- Amphetamine
- Kokain
- Hypokaliämie
- Hyperthyreose
- COPD
- Perikarditis
- Digoxintoxizität
- Hypothermie
- Alkoholintoxikation
- Lungenödem

Ventrikuläre Rhythmusstörungen

Ventrikuläre Rhythmusstörungen werden durch eine gesteigerte Automatie in den Ventrikeln verursacht. Bei ventrikulären Extrasystolen (VES) klagt der Patient darüber, dass sein Herz einen Schlag auslässt oder «hüpft». Diese Rhythmusstörung kann zu einer Bradykardie führen → ↓ HMV → ↓ Blutdruck und schließlich VT, KF und Tod.

Bradykardie

Bei Bradykardie liegt eine Herzfrequenz < 60/Min. vor: ↓ Herzfrequenz → ↓ HMV → ↓ Blutdruck → ↓ Durchblutung von Gehirn, Herz, Nieren, Lunge und Haut.

Ursachen

- Erbrechen
- Würgen
- Valsalva-Versuch (Pressen bei geschlossenem Mund und Nase → Drucksteigerung im Brustkorb → evtl. Veränderung von Blutdruck und Puls)
- endotracheales Absaugen

Symptome

- Brustschmerzen
- Kurzatmigkeit
- Bewusstseinsveränderungen

Mögliche Therapie

- Parasympatholytika (Atropin)
- β-Adrenozeptor-Agonisten (Adrenalin, Isoprenalin)
- Herzschrittmacher
- Katecholamine (Dopamin) bei Hypotonie

Tachykardie

Bei Tachykardie liegt eine Herzfrequenz > 100/Min. vor. Sehr hohe Herzfrequenz → ↓ ventrikuläre Füllung → ↓ HMV → ↓ SV → ↑ Arbeitslast des Herzens → ↑ O_2-Verbrauch.

Ursachen

- Koffein
- Nikotin
- Schmerzen
- Fieber
- Stress
- Angst
- psychische oder körperliche Belastung
- Hyperthyreose

Symptome

- Bewusstseinsveränderungen
- Brustschmerzen, Unwohlsein
- Herzklopfen/Herzrasen
- Kurzatmigkeit
- Schwitzen
- Hypotonie
- Halsvenenstauung

Mögliche Therapie

- Karotismassage
- Valsalva-Versuch
- Kardioversion

- Radiofrequenzablation im Rahmen einer elektrophysiologischen Untersuchung (EPU)
- Herzschrittmacher
- verwandelt sich eine Tachykardie in eine pulslose VT oder in KF → defibrillieren
- bei entsprechender Indikation wird ein implantierbarer Kardioverter-Defibrillator (ICD) eingesetzt

Bestimmung der Herzfrequenz und Messmethoden

Zur Bestimmung der Herzfrequenz (nur bei regelmäßigem Herzrhythmus) können Sie eine der folgenden Methoden anwenden:

Zählen Sie die Anzahl der QRS-Komplexe (nur bei regelmäßigem Herzrhythmus) eines Rhythmusstreifens über 6 Sekunden. Multiplizieren Sie die Zahl mit 10.

Teilen Sie die Zahl 300 durch die Anzahl der großen Kästchen zwischen 2 R-Zacken.

Ein unregelmäßiger Herzrhythmus sollte über eine Minute hinweg durchgezählt werden.

Prägen Sie sich die Zahlenabfolge 300 – 150 – 100 etc. ein. Beginnen Sie bei der ersten R-Zacke, die auf einer hervorgehobenen roten Linie auftrifft. Beginnen Sie mit dem Zählen bei der nächsten hervorgehobenen roten Linie. Wenden Sie nun die Zahlenabfolge an und zählen Sie jede folgende hervorgehobene rote Linie, bis Sie die nächste R-Zacke erreichen. Das ist die ungefähre Herzfrequenz (s. nächste Seite).

Abbildung 2.6: Bestimmung der Herzfrequenz

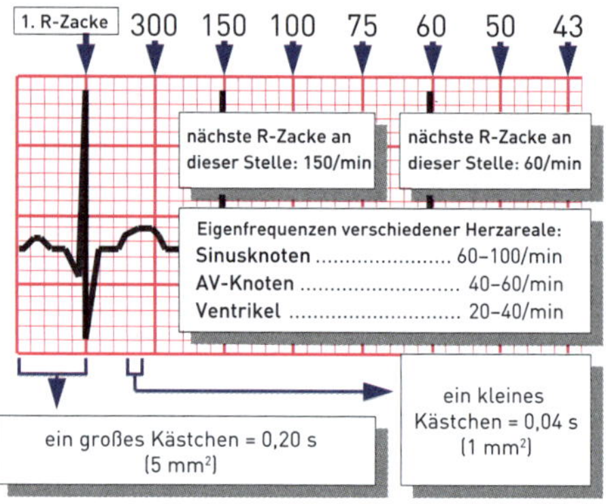

Abbildung 2.7: Bestimmung der Herzfrequenz

Normaler Herzzyklus und Messungen

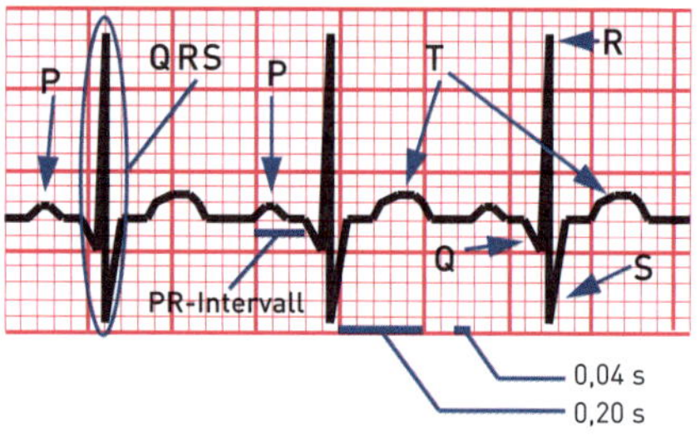

normale Herzfrequenz → 60–100/Min.
normales PR-Intervall → 0,20 s
normaler QRS-Komplex → 0,08–0,12 s
P-Welle → elektrische Erregung der Vorhöfe; **QRS-Komplex** → ventrikuläre **De**polarisation; **T-Welle** → ventrikuläre **Re**polarisation

Abbildung 2.8: Normaler Herzzyklus und Messungen

Kurzer Einblick in die EKG-Analyse

- Allgemeine Regel bei der Bestimmung der **Herzfrequenz**: < 60/Min. = Bradykardie, > 100/Min. = Tachykardie
- Analyse des Herzrhythmus:
  - Ist er regelmäßig oder unregelmäßig?
  - Bei unregelmäßigem Rhythmus: sind Muster erkennbar?
- Analyse der **P-Wellen**:
  - Geht jedem QRS-Komplex eine P-Welle voraus? Gehen dem QRS-Komplex mehrere P-Wellen voraus?
  - Fehlen P-Wellen?
  - Wie ist die Form der P-Welle (rund oder sägezahnartig)?
  - Sehen die P-Wellen alle gleich aus?
  - Treten P-Wellen früher oder später auf als erwartet?
  - Sind P-Wellen innerhalb des QRS-Komplexes oder in der T-Welle erkennbar?
- Bestimmung des **PR-Intervalls:**
  - Ist das PR-Intervall normal lang, verlängert oder verkürzt?
  - Ist es messbar?
  - Sehen die PR-Intervalle immer gleich aus? Sind Muster erkennbar?
- Analyse des **QRS-Komplexes:**
  - Folgt jeder P-Welle ein QRS-Komplex?
  - Sehen die QRS-Komplexe alle gleich aus?
  - Treten QRS-Komplexe früher auf als erwartet?
  - Ist ein Muster erkennbar, wann die QRS-Komplexe früher auftreten?

Tabelle 2.1: Parameter des Herzrhythmus

normaler Sinusrhythmus (NSR)	• 60/min–100/min
Bradykardie	• < 60/min: mögliche Sinusbradykardie, AV-Block
Tachykardie	• > 100/min: mögliches Vorhofflimmern (VHF), Vorhofflattern, supraventrikuläre Tachykardie (SVT), ventrikuläre Tachykardie (VT)
PR-Intervall	• 0,12–0,20 s • > 0,20 s: möglicher AV-Block • < 0,12 s: möglicher AV-Knoten-Rhythmus • nicht bestimmbar: mögliche atriale Arrhythmie, junktionale Arrhythmie; QRS-Analyse zur Feststellung einer ventrikulären Arrhythmie
P-Welle	• im Allgemeinen rund • sägezahnartig: mögliches Vorhofflattern • spitz, nicht rund: mögliches VHF oder Vorhofextrasystolen (SVES)
QRS	• 0,06–0,10 s • breit und bizarr: mögliche ventrikuläre Extrasystolen (VES), VT

- EKG-Grundlinie ist extrem unregelmäßig und ohne erkennbare P-Wellen: mögliche VT
- flache EKG-Grundlinie: Asystolie
- bei VT und Asystolie: kardiopulmonale Reanimation

Supraventrikuläre Tachykardie (SVT)

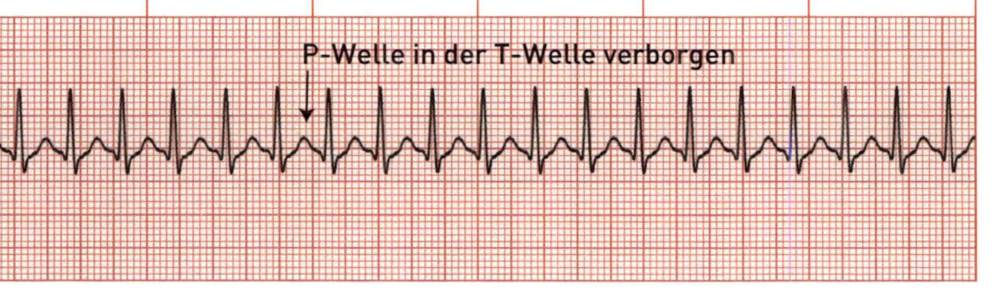

Frequenz: 150–250/Min.
Rhythmus: normalerweise regelmäßig.
PR-Intervall: nicht bestimmbar.
P-Wellen: in der Regel in der vorhergehenden T-Welle verborgen.
QRS: 0,06–0,10 s > 0,10 s, wenn durch die Ventrikel geleitet.
Ursachen: Nikotin, Stress, Angst, Koffein, Hyperthyreose.
Management: vagales Manöver, Gabe von Adenosin, Amiodaron, β-Blockern, Kalziumantagonisten, transösophageale Echokardiografie (TEE), Kardioversion.

Abbildung 2.9: Supraventrikuläre Tachykardie (SVT)

Vorhofflattern

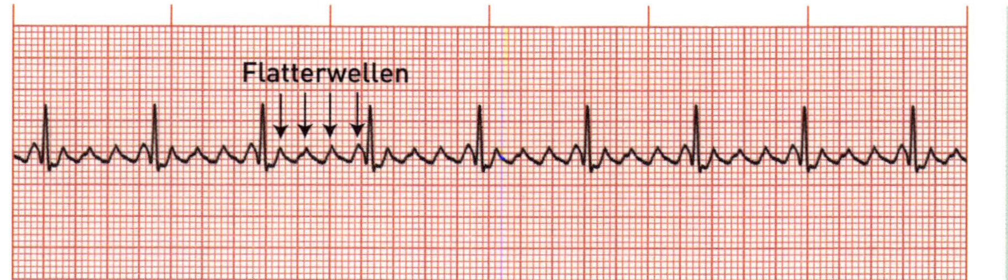

AV-Knoten leitet nicht jeden Vorhofimpuls zum Ventrikel über (2:1 Überleitung = 2 Flatterwellen, 1 QRS; 4:1 Überleitung = 4 Flatterwellen, 1 QRS); Verlust des «atrial kick» (leichte Vorhofkontraktion in der späten Ventrikeldiastole); bei KHK und Klappenerkrankung.

Vorhoffrequenz: 250–400/Min.
PR-Intervall: nicht erkennbar.
Rhythmus: regelmäßig oder unregelmäßig, je nachdem, ob eine kombinierte Blockierung vorliegt (z. B. 2:1 + 4:1).
P-Wellen: sägezahnartige Flatterwellen.
ventrikuläre Frequenz: langsam oder schnell, je nach Blockierungsgrad.
QRS: normal bis schmal.
Management: Gabe von Kalziumantagonisten, β-Blockern, Digitalisglykosiden, Antikoagulanzien; elektrische Kardioversion, Radiofrequenzablation.

Abbildung 2.10: Vorhofflattern

Vorhofflimmern

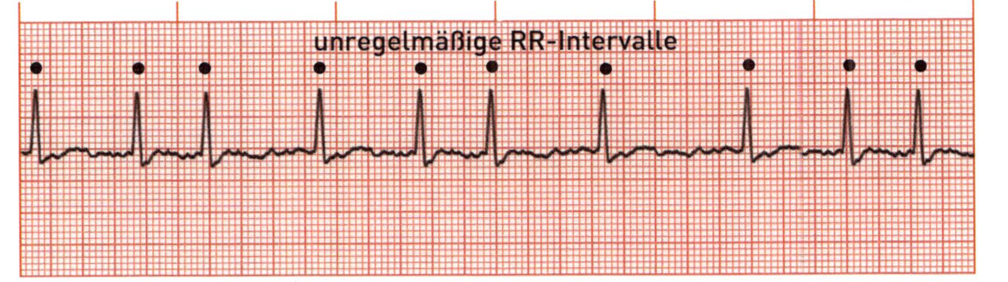

Der Vorhof zieht sich nicht zusammen, sondern zittert; Vorhofkontraktionen werden unregelmäßig auf die Kammern übergeleitet und kontrahieren ebenfalls unregelmäßig; wandständige Thromben können eine Lungenembolie oder einen Schlaganfall verursachen; Symptome sind Herzrasen, Erschöpfung, Unwohlsein und Pulsdefizit; erhöhtes Risiko für eine Myokardischämie.

Vorhoffrequenz: 400–600/Min.
PR-Intervall: nicht bestimmbar.
Rhythmus: phasenweise unregelmäßig.
P-Wellen: keine, Flimmerwellen.
ventrikuläre Frequenz: normal oder schnell.
QRS: in der Regel schmal.
Management: wie bei Vorhofflattern; Kardioversion; Gabe von Antikoagulanzien.

Abbildung 2.11: Vorhofflimmern

Ventrikuläre Extrasystolen (VES)

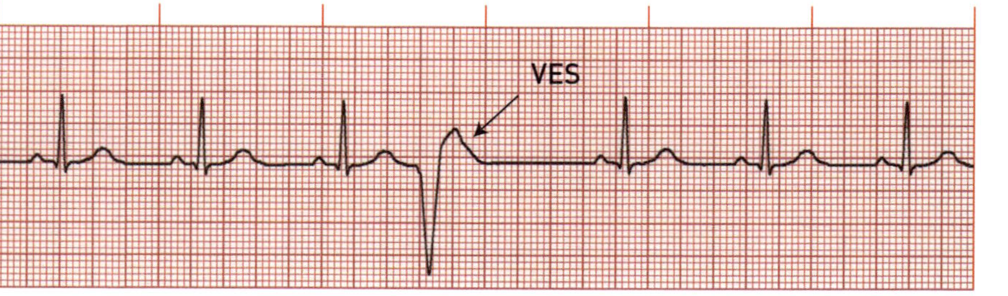

VES können einzeln oder gehäuft (als sog. Salven) auftreten. Sie gehen vom linken oder rechten Ventrikel aus. Eventuell klagt der Patient über Benommenheit, Herzklopfen und Ausbleiben eines Herzschlags («Herzstolpern»).

P-Wellen: fehlen vor einer VES.
Rhythmus: unregelmäßig, wenn VES.
QRS: breit und bizarr, > 0,10 s, anschließend eventuell kompensatorische Pause.
Ursachen: kann bei gesunden Menschen auftreten; Koffein, Nikotin, Stress; kardiale Ischämie oder Infarkt, Digoxintoxizität, Elektrolytstörungen, Hypovolämie, Fieber, Hypokaliämie, Hypoxie, Hypermagnesiämie, Säure-Basen-Ungleichgewicht.
Management: einzelne VES haben meist keinen Krankheitswert; ansonsten Behebung der Ursache; Gabe von Amiodaron, Lidocain.

Abbildung 2.12: Vertrikuläre Extrasystolen (VES)

Ventrikuläre Tachykardie (VT)

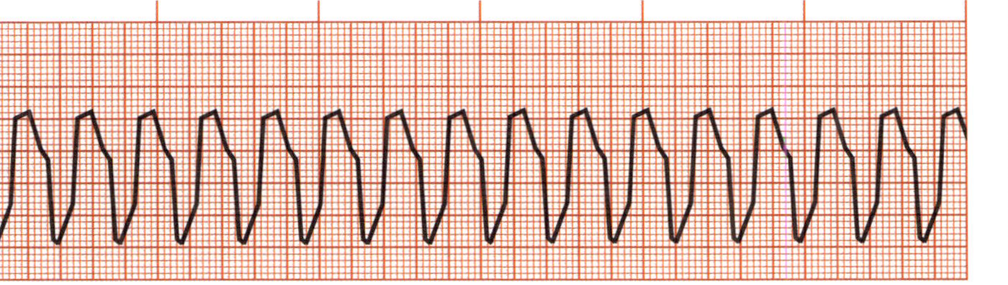

Bei einer VT treten drei oder mehr VES gemeinsam auf und haben die gleiche Form und Amplitude. Der Rhythmus ist instabil. Eine anhaltende und nicht behandelte VT kann leicht in Kammerflimmern übergehen. Der Patient hat einen Puls oder ist pulslos; kein Blutdruck.

Vorhoffrequenz: nicht bestimmbar; keine P-Wellen; kein PR-Intervall.
ventrikuläre Frequenz: 100–250/Min.
Rhythmus: normalerweise regelmäßig.
QRS: breit und bizarr, > 0,10 s.
Management: Gabe von Amiodaron, Kalziumantagonisten, β-Blockern, Digitalisglykoside; sofortige Kardioversion; pulslose VT wird wie Kammerflimmern behandelt.

Abbildung 2.13: Vertrikuläre Tachykardie (VT)

Kammerflimmern (KF)

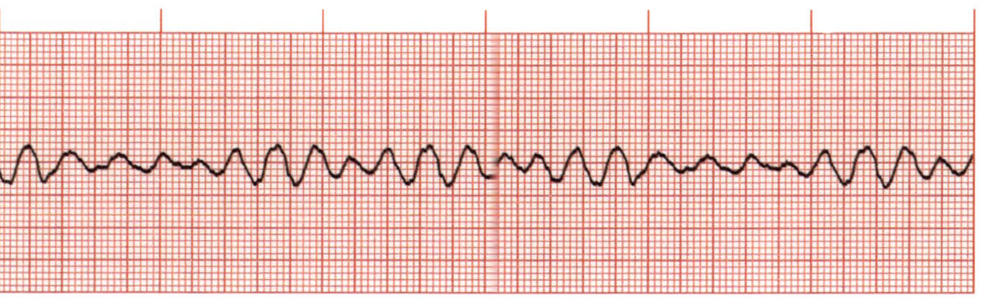

Chaotisches Muster, keine effektive Ventrikelkontraktion, kein HMV, kein Puls, kein Blutdruck. Ohne Behandlung tritt der Hirntod innerhalb von 4–6 Min. ein.

Vorhoffrequenz: nicht bestimmbar; keine P-Wellen, kein PR-Intervall.
ventrikuläre Frequenz: Flimmerwellen ohne Muster.
Rhythmus: unregelmäßig.
Management: Gabe von Antiarrhythmika (β-Blocker, Amiodaron, Kaliumsubstitution), sofortige Defibrillation; kardiopulmonale Reanimation mit Gabe von Adrenalin, Vasopressin und Natriumbicarbonat (nach BGA); Intubation; Legen eines venösen und arteriellen Gefäßzugangs; induzierte, leichte Hypothermie.

Abbildung 2.14: Kammerflimmern

AV-Block I. Grades

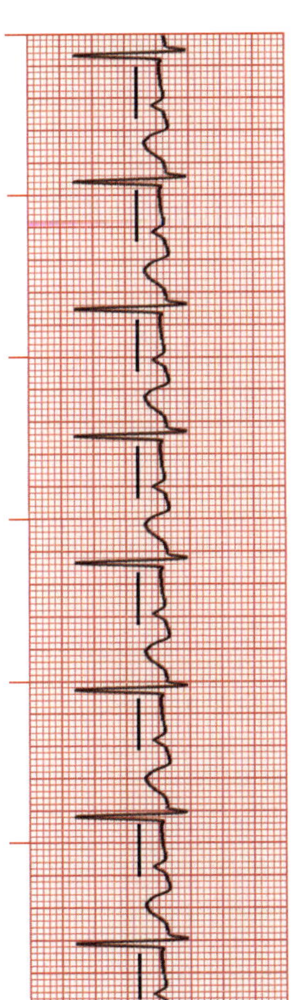

Hierbei liegt das Problem im Reizleitungssystem. Ein AV-Block I. Grades kann zu einem höhergradigen AV-Block fortschreiten. Der Patient zeigt in der Regel keine Symptome und keine hämodynamischen Veränderungen.

P-Wellen: vor jedem QRS-Komplex.
Rhythmus: regelmäßig.
PR-Intervall: > 0,12 s.
QRS: normal.
Management: Behandlung der Ursache, engmaschige Kontrolle, in der Regel unproblematisch.

Abbildung 2.15: AV-Block I. Grades

AV-Block II. Grades Typ 1 (Mobitz I- oder Wenckebach-Phänomen)

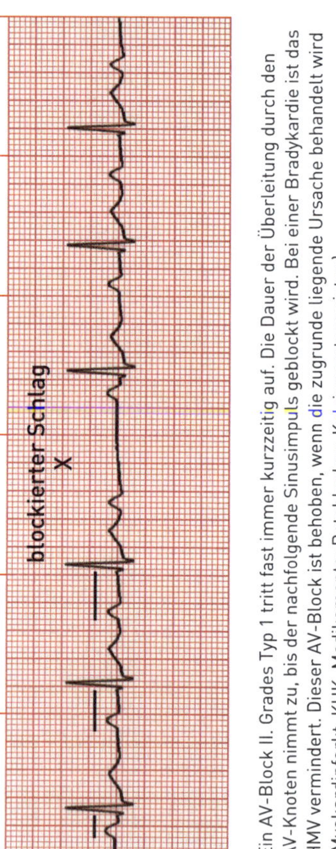

Ein AV-Block II. Grades Typ 1 tritt fast immer kurzzeitig auf. Die Dauer der Überleitung durch den AV-Knoten nimmt zu, bis der nachfolgende Sinusimpuls geblockt wird. Bei einer Bradykardie ist das HMV vermindert. Dieser AV-Block ist behoben, wenn die zugrunde liegende Ursache behandelt wird (Myokardinfarkt, KHK, Medikamente: Betablocker, Kalziumantagonisten).

P-Wellen: vorhanden, bis eine P-Welle blockiert wird und kein QRS-Komplex folgt.
Rhythmus: unregelmäßig.
PR-Intervall: wird progressiv länger, bis ein QRS-Komplex ausfällt.
QRS: normale Form, tritt verzögert auf, fällt schließlich ganz aus.
Management: Behandlung der zugrunde liegenden Ursache; Gabe von Atropin; temporärer Schrittmacher.

Abbildung 2.16: AV-Block II. Grades Typ 1

AV-Block II. Grades Typ 2 (Mobitz II)

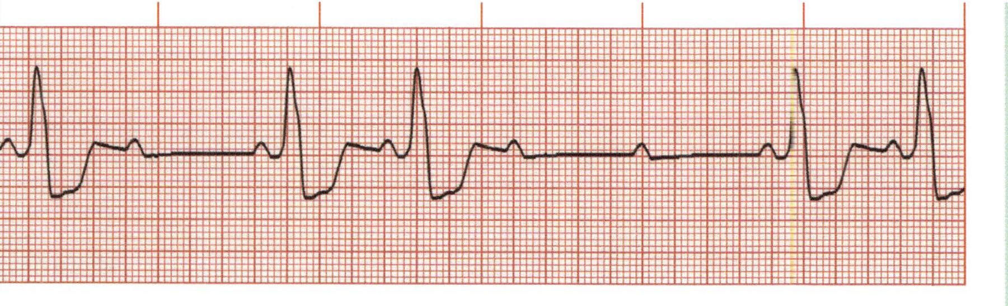

Einige Impulse werden aus dem Sinusknoten normal auf die Kammern übergeleitet, andere hingegen blockiert. Die Vorhoferregungen werden in einem bestimmten Rhythmus übergeleitet, z. B.: 2:1, 3:1 usw. Bradykardie → ↓ HMV → ↓ Blutdruck. Der Patient zeigt Symptome. Ein AV-Block II. Grades Typ 2 kann in einen höhergradigen Block übergehen.

P-Wellen: vorhanden, doch ist die Vorhoffrequenz höher als die Kammerfrequenz; Überleitung von P-Wellen zu QRS-Komplexen 2:1, 3:1 oder 4:1.
Rhythmus: regelmäßig.
PR-Intervall: normal, wenn der P-Welle ein QRS-Komplex folgt.
QRS: normal, doch zeitweise fehlend, manchmal breit.
Management: Gabe von Atropin zur Behandlung der Bradykardie, Gabe von Adrenalin bei sehr langsamer Frequenz; Schrittmacherimplantation.

Abbildung 2.17: AV-Block II. Grades Typ 2

AV-Block III. Grades (kompletter AV-Block)

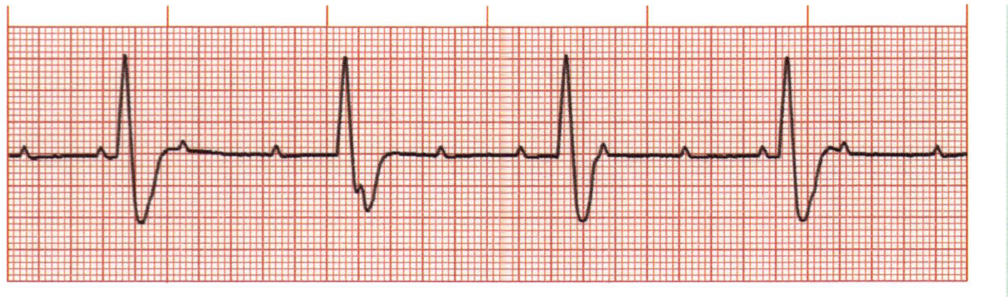

Hierbei ist die Überleitung der Vorhoferregung auf die Kammern aufgehoben. Vorhöfe und Kammern schlagen unabhängig voneinander. Ein AV-Block III. Grades ist potenziell lebensbedrohlich. Bradykardie → ↓↓ HMV → ↓ Blutdruck. Patient zeigt Symptome. Eine häufige Ursache ist eine Digitalisintoxikation.

P-Wellen: vorhanden, aber Vorhoffrequenz ist höher als Kammerfrequenz. Keine Erregungsüberleitung von Vorhöfen auf Kammern.
Rhythmus: regelmäßige Vorhof- und Kammerfrequenz.
PR-Intervall: keine Beziehung zwischen P-Wellen und QRS-Komplexen.
QRS: in der Regel breit.
Management: Gabe von Atropin zur Behandlung der Bradykardie, Gabe von Adrenalin, Alupent; Schrittmacherimplantation.

Abbildung 2.18: AV-Block III. Grades

3. Atmung

Atemwegserkrankungen

ARDS (Acquired Respiratory Distress Syndrome)

Das ARDS ist eine plötzlich einsetzende schwere respiratorische Insuffizienz, beruht auf einer akuten Schädigung des Lungengewebes und ist durch eine schwere, persistierende, hypoxämische Ateminsuffizienz und eine verminderte Lungendehnbarkeit (Compliance) gekennzeichnet.

Pathophysiologie

Entzündungsreaktion des Lungengewebes → ↑ Permeabilität der Kapillar-Alveolarmembran → interstitielles und intraalveoläres Leck→ Entstehung von Ödemen → intrapulmonaler Rechts-Links-Shunt → Schädigung der Alveolen → Entstehung von Fibrosen → schwere und hartnäckige Hypoxämie, metabolische Azidose; Inaktivierung des Surfactant → alveoläre Atelektasen, ↓ Lungendehnbarkeit → Hypoventilation und Hyperkapnie→ ↓Oxygenierung des Blutes.

Klinik

- Tachypnoe, vermehrte Atemarbeit, Dyspnoe, Zyanose
- Knister- und Rasselgeräusche oder Stridor, trockener Husten, schwacher Hustenstoß
- paradoxe Atmung, Nasenflügeln
- erhöhter Ventilationsdruck; Hypoxämie, die nicht auf eine erhöhte fraktionierte inspiratorische Sauerstoffkonzentration (FiO_2) anspricht

- ↓ Lungenvolumen, ↓ funktionelle Residualkapazität, ↓ Ventilations-Perfusions-Verhältnis (V/Q)
- pulmonaler Kapillardruck (PCWP) < 18 mmHg und/oder kein Hinweis auf eine Herzinsuffizienz oder linksatriale Hypertonie
- zu Beginn häufig unauffälliges Röntgen-Thorax Bild; später diffuse beidseitige Lungeninfiltrate im Röntgen-Thorax («Schneesturm»), milchglasartige Verschattungen
- erhöhter inspiratorischer Spitzendruck
- Verschlechterung der arteriellen Blutgase (BGA) trotz erhöhter FiO_2
- Verschlechterung des Verhältnisses arterieller Sauerstoffpartialdruck (paO_2) zu FiO_2 (P/F-Verhältnis); $paO_2/FiO_2 < 200$ mmHg; Hypoxie paO2-Werte < 60 mmHg, Hypokapnie $paCO_2$-Werte < 40 mmHg; später zunehmender Anstieg des $paCO_2$ bis hin zur schweren Hyperkapnie
- anfangs akute respiratorische Alkalose, später evtl. respiratorische Azidose
- interkostale und suprasternale Einziehungen, retrosternale Beschwerden
- Flüssigkeits- und Elektrolytstörungen
- Agitiertheit, Unruhe, Angst, Verwirrtheit, Schwitzen

Diagnostik

- arterielle und venöse Blutgasanalyse
- gemischt-venöse Sauerstoffsättigung
- kontinuierliche Überwachung der Sauerstoffsättigung mittels Pulsoxymetrie
- Lungenfunktionstests
- Pulmonaliskatheter

- serielle Röntgen-Thorax-Aufnahmen
- CT-Thorax
- vollständiges Blutbild, Stoffwechselprofil, Laktat im Serum (Milchsäure)

Management

- Behandlung der zugrunde liegenden Ursache
- Ziel: Stabilisierung der respiratorischen Insuffizienz
- O_2-Gabe über Maske oder maschinelle Beatmung mit PEEP und hoher FiO_2; möglicherweise ist eine Hochfrequenzoszillationsbeatmung (HFOV) erforderlich; diese wird dann eingesetzt, wenn eine ausreichende Oxygenierung aufgrund der schlechten Lungendehnbarkeit mit konventionellen Einstellungen nicht möglich ist (neuromuskuläre Blockade erforderlich)
- hohe Beatmungsspitzendrücke und Beatmungsvolumina vermeiden, lungenprotektive Beatmung
- endobronchiales Absaugen; evtl. Lavage mit Bronchoskop
- evtl. Inverse Ratio Ventilation mit umgekehrtem Atemzeitverhältnis nötig
- evtl. Beatmung in Bauchlage
- siehe «1. Grundlagen»: maschinelle Beatmung und Blutgasanalyse (S. 14 und S. 21)
- Flüssigkeitsbilanz führen (meist negative Bilanzierung; Beobachtung von Hautturgor, Schleimhäuten, ZVD, Urin)
- Gabe von Diuretika
- evtl. kontinuierliche arteriovenöse Hämofiltration (CAVH)
- Erhalt der hämodynamischen Stabilität

- Gabe von Glukokortikoiden
- evtl. Surfactant Therapie
- Sedierung oder therapeutische Muskelrelaxierung, falls erforderlich
- Schmerzkontrolle
- unterstützende Ernährung
- zur Vermeidung von Erschöpfung Tätigkeiten bündeln
- weitere therapeutische Möglichkeiten: Inhalation von Lachgas, Flüssigkeitsbeatmung, ECMO, Gabe von Vasodilatatoren

Extrakorporale Membranoxygenierung (ECMO)
Die ECMO ist eine modifizierte Form des kardiorespiratorischen Bypasses. Ziel ist eine ausreichende Oxygenierung und pulmonale Unterstützung bei Patienten mit schwerer Ateminsuffizienz, insbesondere mit ARDS. Die ECMO dient der Vermeidung ↑ Sauerstoffkonzentrationen, ↑ inspiratorischer Spitzendrücke, ↑ Atemvolumina und ↑ PEEP und ermöglicht der Lunge gleichzeitig, sich zu erholen und zu heilen.

Venovenöse ECMO (VV-ECMO)
Kanülierung von rechter V. jugularis interna, V. saphena, V. iliaca communis oder V. femoralis. Das Blut des Patienten wird durch einen Membranoxygenator geleitet, dem O_2 beigemischt und CO_2 entzogen wird. Die ECMO kann etwa 70 % des erforderlichen Gasaustausches kompensieren.

Funktionelle Sauerstoffsättigung (SpO_2) und CO_2 werden kontinuierlich überwacht, um Werte von 50 %–80 % bzw. 35–45 mmHg zu halten.

Komplikationen sind Infektion, Sepsis, Blutung, DIC (disseminierte intravasale Koagulopathie), intrakranielle Blutung, Luftembolie, Nierenversagen, Dekubitus und heparininduzierte Thrombozytopenie.

Ziel der pflegerischen Maßnahmen ist die Vermeidung von Komplikationen.

Shunt

Bei einem anatomischen Shunt fließt das Blut vom rechten Herzen direkt ins linke Herz und hat keinen Kontakt mit den Alveolen.

Bei einem physiologischen Shunt (kapillärer Shunt oder Rechts-Links-Shunt) fließt das Blut vom rechten Herzen durch die Lunge ins linke Herz, ohne sich an der alveolären und kapillären Diffusion zu beteiligen. Pulmonales Blut durchströmt vollständig unbelüftete Alveolen.

Ein wahrer Shunt ist eine Kombination aus einem anatomischen und und einem kapillären Shunt und spricht generell nicht auf eine Sauerstofftherapie an.

Das Ventilations-Perfusions-Verhältnis (V/Q-Quotient) drückt die Beziehung der alveolären Belüftung zur Durchblutung der Lungenkapillaren aus:

- verminderte Belüftung plus erhöhte Durchblutung sind Zeichen eines niedrigen V/Q-Quotienten
- verstärkte Belüftung plus verminderte Durchblutung sind Zeichen eines hohen V/Q-Quotienten

Diagnostik

- Alveolär-arterieller (A-a) Gradient (pAO_2/paO_2):
  - der pAO_2 bildet den alveolären Sauerstoffpartialdruck ab (mmHg)
  - der paO_2 bildet den arteriellen Sauerstoffpartialdruck ab (mmHg)
  - anhand dieses Wertes kann der geschätzte Shuntanteil errechnet werden
  - der Wert zeigt den Unterschied zwischen alveolärer und arterieller Sauerstoffspannung
  - der normale A-a-Gradient liegt < 15 mmHg
  - der Wert ist bei atrialen oder ventrikulären Septumdefekten, Lungenödem, ARDS, Pneumothorax und V/Q-Störungen erhöht

- a-A-Verhältnis (paO_2/pAO_2):
  - bei einem Verhältnis < 0,60 verschlechtert sich der Shunt
- Schätzung des Shuntanteils anhand des Verhältnisses paO_2 zur FiO_2 (P/F-Verhältnis):
  - ein P/F-Verhältnis von 500 weist auf einen 5 %igen Shuntanteil hin
  - ein P/F-Verhältnis von 300 weist auf einen 15 %igen Shuntanteil hin
  - ein P/F-Verhältnis von 200 weist auf einen 20 %igen Shuntanteil hin

Beatmungsassoziierte Pneumonie

Die beatmungsassoziierte Pneumonie ist eine Atemwegsinfektion, die sich in > 48 Stunden nach Intubation des Patienten entwickeln kann. Sie steht mit einer erhöhten Mortalität, einer längeren Beatmungszeit und einem längeren ITS- und Krankenhausaufenthalt in Zusammenhang.

Pathophysiologie

Die beatmungsassoziierte Pneumonie wird in der Regel von gramnegativen Bakterien oder vom *Staphylococcus aureus* verursacht. Dies geschieht infolge Mikroaspiration von Bakterien, die im Mund-Rachenraum und in den oberen Atemwegen Kolonien bilden oder von Bakterien, die auf oder im Endotrachealtubus einen Biofilm produzieren. Ein liegender Endotrachealtubus verhindert das Abhusten von Schleim. Auch das Absaugen begünstigt die Entstehung einer beatmungsassoziierten Pneumonie.

Klinik

- erhöhte Atem- und Herzfrequenz und Temperaturanstieg (> 38,3 °C)
- erhöhte Leukozytenzahl
- vermehrt eitriges Trachealsekret

- Rasselgeräusche
- ↓ Oxygenierung, Hypoxämie, Veränderung von paO_2/FiO_2

Diagnostik

- im Röntgen-Thorax sind neue oder persistierende Infiltrate erkennbar
- Analyse von Trachealaspirat und Blutkulturen
- Bronchoskopie oder bronchoalveoläre Lavage

Management

- Röntgen-Thorax-Kontrolle
- Beurteilung von Menge und Farbe des Trachealsekrets
- intravenöse Gabe erregerspezifischer Antibiotika (z. B.: Piperacillin/Tazobactam, Gentamicin, Vancomycin, Ceftazidim)

Maßnahmen zur Prävention von beatmungsassoziierten Pneumonien:

- strikte Einhaltung der Hygienevorschriften; aseptisches Arbeiten, sorgfältige Händedesinfektion
- Kopfteil des Bettes auf 30°–45° erhöhen, um Aspiration und Reflux zu vermeiden
- Patienten sedierungsreduzierte Phasen ermöglichen; dazu Dosis und Häufigkeit der Medikamentengabe vermindern
- Bereitschaft zur Extubation beurteilen und Patienten so früh wie möglich extubieren, zur Entwöhnung eignen sich die Beatmungsformen BiPAP und CPAP
- Gabe von H2-Rezeptorenblockern zur Vorbeugung eines Ulcus pepticum
- Venenthromboseprophylaxe

- kontinuierliche Sekretabsaugung über den Endotrachealtubus sowie bei Bedarf
- sorgfältige und regelmäßige Mundpflege: Zähneputzen mit weicher Zahnbürste, Leitungswasser, milder Pflegelösung oder Zahnpasta; Mundhöhle auswischen mit Péan-Klemme, sterilen Tupfern und Reinigungslösung; Inspektion der Mundhöhle mit Spatel und Lampe; Zunge bürsten; Lippen cremen und feuchtigkeitsspendende Tupfer auflegen; evtl. Mundspülung verwenden, Orientierung an stationsinternen Standards
- Lagerung in regelmäßigen Abständen z. B.: Rückenlage, Seitenlage, Bauchlage, kontinuierliche laterale Rotationstherapie (kontinuierliche Drehung des Patienten um seine Längsachse)
- Kondenswasser im Schlauchsystem des Beatmungsgeräts nach unten (weg vom Patienten) ablassen, regelmäßiges Wechseln der Beatmungssysteme, ausreichende Befeuchtung der Inspirationsluft
- Absaugzubehör alle 24 Stunden wechseln

Ambulant erworbene Pneumonie

Die ambulant erworbene Pneumonie oder Entzündung des Lungenparenchyms entwickelt sich außerhalb des Krankenhauses oder innerhalb von 48 Stunden nach Krankenhausaufnahme. Die Unterscheidung erfolgt häufig auch in Abhängigkeit von den Symptomen:

- **typische oder bakterielle Pneumonie:** bakterielle Infektion in den Alveolen, die eine Entzündung verursacht.
- **atypische oder nicht-bakterielle Pneumonie:** ungleichmäßige entzündliche Veränderung im alveolären Sputum und im Interstitium der Lunge mit weniger schweren Symptomen als bei der typischen Pneumonie.

Pathophysiologie

Bakterien (*Streptococcus pneumoniae, Haemophilus influenzae, Staphylococcus aureus*) → Aspiration in die Lunge → Bakterien werden von Schleim produzierenden Zellen umgeben → alveoläre Makrophagen greifen nicht → Aktivierung entzündlicher Mediatoren, Aufblähen der Zellen, Immunaktivierung → Schädigung der Bronchialschleimhaut und der alveokapillären Membran → Azini und terminale Bronchiolen füllen sich mit infektiösen Gewebetrümmern und Exsudat → Ödem.

Klinik

Symptome der typischen/bakteriellen Pneumonie:

- schnell steigende Temperatur (38,5 °C–40,5 °C)
- Brustenge
- Schwitzen, Schüttelfrost, allgemeines Unwohlsein
- Tachykardie
- Tachypnoe (25–45 Atemzüge/Min.), Kurzatmigkeit, Dyspnoe
- Husten mit oder ohne Auswurf (gelblich, grün, blutig)
- inspiratorisch und exspiratorisch Rasselgeräusche
- Hypoxie.

Symptome der atypischen Pneumonie beginnen langsamer und uncharakteristisch; Allgemeinbefinden der Patienten meist nur wenig beeinträchtigt; deshalb oft Fehldiagnose «Grippe».

Diagnostik

- Röntgen-Thorax
- Sputum- und Blutkulturen
- vollständiges Blutbild, BSG
- BGA und O_2-Sättigung

Management

- Röntgen-Thorax-Kontrolle sowie Beurteilung von Menge und Farbe des Trachealsekrets
- gute Oxygenierung und Belüftung: O_2-Gabe über Nasensonde/Maske oder maschinelle Beatmung; Sauerstoffsättigung anhand BGA oder Pulsoxymetrie überprüfen
- adäquate Ernährung und Flüssigkeitszufuhr
- Anregung zum effektiven Abhusten und tiefen Atmen, Atemtherapie
- Patienten häufig umlagern, um Sekret zu verringern und die Belüftung zu verbessern
- je nach Erregernachweis gezielte Gabe von erregerspezifischen Antibiotika, Antimykotika, Virustatika
- ggf. zusätzlich Analgetika und Hustenstiller

Pneumothorax

Ein Pneumothorax liegt dann vor, wenn sich Luft in dem Pleuraspalt ansammelt und den physiologischen Unterdruck aufhebt. Ein solcher Zustand führt zu einem teilweisen oder vollständigen Kollaps der Lunge und zu einem verminderten oder fehlendem Gasaustausch. Ein Pneumothorax kann spontan entstehen, Komplikation einer Überdruckbeatmung (iatrogen) oder Folge einer Verletzung (traumatisch) sein.

- **Spontaner Pneumothorax:** Ruptur einer subpleuralen Emphysemblase unbekannter Ursache (idiopathisch); kann mit Rauchen und Bindegewebsstörungen zusammenhängen; tritt bei Patienten mit chronischer Lungenerkrankung (COPD) häufiger auf.
- **Traumatischer Pneumothorax:** Folge eines stumpfen oder spitzen Thoraxtraumas (Rippenfraktur, direkter Lungendurchstich, Lun-

genkontusion) oder infolge von diagnostischen oder therapeutischen Maßnahmen (iatrogen; Pleurapunktion, Legen einer Drainage, interkardiale/interkostale Injektionen, Reanimation, Überdruckbeatmung) → Luft tritt in den Pleuraspalt ein.

- **Spannungspneumothorax:** lebensbedrohlicher Notfall; Luft im Pleuraspalt kann nicht entweichen (z. B. durch Hautlappen, der als Einwegventil wirkt) → Pleurahöhle wird aufgepumpt → Mediastinum verschiebt sich zur gesunden Seite → Blutrückfluss zum Herz, Herzfunktion und Funktion des gesunden Lungenflügels stark beeinträchtigt → Schockzeichen.

Klinik

Symptome eines Pneumothorax:

- Kurzatmigkeit, Dyspnoe, flache Atmung, Zyanose
- Hypoxämie, verminderter SpO_2 oder SaO_2
- stechende pleuritische Brustschmerzen, die bei tiefem Einatmen und Husten auf der gleichen Seite zunehmen; Schmerz kann in Schultern, Nacken und Oberbauch ausstrahlen
- verminderte Atemgeräusche, hypersonorer Klopfschall
- Tachykardie, Hypotonie
- subkutanes Emphysem → Anschwellen der betroffenen Seite und Knisterrasseln beim Abhören.

Ein Pneumothorax kann sich zu einem Spannungspneumothorax entwickeln → schwere Atemnot, Zyanose, fehlende Atemgeräusche auf der betroffenen Seite, Sinustachykardie > 140/Min. → Trachealverschiebung → Abweichung von der Mittellinie, Hypotonie, Bewusstseinsveränderungen.

Diagnostik

- Röntgen-Thorax
- CT
- EKG
- BGA

Management

- Kontrolle von Vitalzeichen, Hautfarbe, Atemmuster, Schmerzgrad und Oxygenierung
- Patienten aufrecht sitzen lassen
- O_2-Gabe über Nasensonde/Maske und Kontrolle der O_2-Sättigung
- Legen einer Thoraxdrainage (mit Sog)
- bei einem kleinen Pneumothorax (keine Symptome, unkompliziert) kann abgewartet werden; tägliche Kontrolle, ob Spontanresorption erfolgt
- sekretlösende Maßnahmen
- Schmerztherapie
- Pneumonieprophylaxe

Lungenödem

Bei einem Lungenödem kommt es zu einer Ansammlung von (seröser) Flüssigkeit in Lungeninterstitium oder Lungenalveolen.

Pathophysiologie

Dekompensierte Linksherzinsuffizienz → Blut staut sich in den venösen Lungenkreislauf zurück → ↑ Druck in den pulmonalen Gefäßen →

intravaskuläre Flüssigkeit wird in die Alveolen und in das Interstitium der Lunge gedrückt → verminderter Gasaustausch → Atemnot.

Risikofaktoren:

- vermehrte Flüssigkeit in den Lungenkapillaren (z. B. bei Herzinsuffizienz; durch Herzinfarkt, Kardiomyopathie)
- kokainbedingte pulmonale Vasokonstriktion
- Leck in der pulmonalen Kapillarmembran (z. B. bei ARDS, Pneumonie)
- Nierenerkrankungen

Klinik

- Atemnot: Kurzatmigkeit, verminderte Atemfrequenz, Rasselgeräusche an der Lungenbasis
- Tachykardie
- Tachypnoe
- verminderter SpO_2 oder paO_2 mit Dyspnoe
- periphere Zyanose
- Husten
- rot gefärbter, schaumiger Auswurf
- schwache periphere Pulse
- verringertes HMV
- Vasokonstriktion
- Herzrhythmusstörungen
- Blässe, Schwitzen
- Unruhe, Angst
- verringerte Urinausscheidung
- Bewusstseinsveränderungen

Diagnostik

- Röntgen-Thorax
- BGA, Pulsoxymetrie
- EKG
- kardiale Marker im Serum
- Echokardiografie

Management

- Patienten aufrecht sitzen lassen, wenn der Blutdruck dies zulässt
- Legen eines venösen Gefäßzugangs und BGA
- Gabe von O_2 über Sauerstoffmaske oder Nasensonde; Erhalt eines $SpO_2 > 90\,\%$
- Erhöhung der O_2-Konzentration, falls erforderlich; bei weiterhin bestehender Atemnot Intubation und maschinelle Beatmung
- EKG-Monitoring und Pulsoxymetrie
- Gabe von Nitroglyzerin, Diuretika, Analgetika (evtl. Morphin)
- Behandlung der zugrunde liegenden Ursache
- Flüssigkeitsbilanz, ZVD Messung

Pulmonale Hypertonie

Bei der pulmonalen Hypertonie ist der mittlere Pulmonalarteriendruck ≥ 25 mmHg und der pulmonale Kapillardruck ≤ 15 mmHg (Herzkathetermessung) mit einem daraus resultierenden erhöhten pulmonalen Gefäßwiderstand.

Pathophysiologie

Zu einer pulmonalen Hypertonie kommt es meist infolge von anderen, meist bestehenden Lungen- oder Herzerkrankungen (chronisch obstruktive Lungenerkrankung (COPD), Lungenfibrose, wiederholte Lungenembolie, Adipositas, alveoläre Hypoventilation, Rauchinhalation, Kollagengefäßkrankheit, angeborene Herzkrankheit).

Hypoxämie → Hypertrophie der glatten Muskulatur in den Pulmonalarterien → ↓ Gefäßlumen → Vasokonstriktion → Verengung der Arterien → Widerstand gegen den Blutstrom → verstärktes Pumpen des rechten Ventrikels, um das Blut über den Widerstand hinweg zu bringen → ↑ pulmonaler Gefäßwiderstand → ↑ rechtsventrikuläre Arbeitsbelastung → ↑ pulmonal-arterieller Druck und ↑ pulmonalvaskulärer Widerstand → rechtsventrikuläre Hypertrophie, Rechtsherzdilatation, Rechtsherzinsuffizienz (cor pulmonale).

Klinik

- erhöhter mittlerer Pulmonalarteriendruck
- Belastungsdyspnoe
- Hypoxämie, zentrale Zyanose
- angestrengte und schmerzhafte Atmung, Rasselgeräusche, Stridor
- gestaute Halsvenen, Hepatomegalie
- Herzrasen, pektanginöse Brustschmerzen
- linksventrikuläre Insuffizienz: Kurzatmigkeit, Hypoventilation, Tachypnoe, Husten, Erschöpfung, Synkope, Hypotonie, verringerte Urinausscheidung, vermindertes HMV, Schock
- rechtsventrikuläre Insuffizienz: periphere Ödeme, Trikuspidalklappeninsuffizienz
- Heiserkeit bei Druck auf den linken Nervus laryngeus recurrens

Diagnostik

- EKG
- Echokardiografie mit Doppler-Flussdarstellung
- Röntgen-Thorax oder CT
- Polysomnografie im Schlaflabor bei Schlafstörungen
- Ventilations/Perfusions-Szintigrafie (bei Patienten mit primärer pulmonaler Hypertonie kontraindiziert)
- Pulmonalisangiografie mit Rechtsherzkatheter
- Lungenfunktionstests
- BGA, vollständiges Blutbild

Management

Die Therapie ist abhängig vom Krankheitsstadium und der zugrunde liegenden Erkrankung.

Ziel ist die Senkung des Pulmonalarteriendrucks, die Beseitigung überschüssiger Flüssigkeit und eine Verringerung der Gerinnungsgefahr.

- Überwachung der Hämodynamik
- Sauerstofftherapie über Nasensonde, Maske oder falls nötig über Beatmungsgerät
- natriumarme Kost und Flüssigkeitsbeschränkung
- Gabe von Digitalis Präparaten und Antikoagulanzien; wohl überlegter Einsatz von Diuretika
- evtl. Gabe von Nitraten und Kalziumantagonisten (nicht bei Patienten mit Cor pulmonale)
- Gabe von Prostazyklinanaloga (z. B. Treprostinil, Iloprost, Beraprost)

- Gabe von Endothelin-Rezeptor-Antagonisten (z. B. Bosentan, Sitaxsentan, Ambrisentan)
- Gabe von Phosphodiesterase-Typ-5-Hemmern (z. B. Sildenafil)
- chirurgischer Eingriff (optional): atriale Septostomie, pulmonale Thrombendarteriektomie
- Lungen- oder Herz-Lungen-Transplantation

Lungenembolie

Die Lungenembolie ist ein Verschluss der A. pulmonalis oder eines Astes dieser (pulmonales Gefäßsystem) durch einen oder mehrere Thromben (Blutgerinnsel) aus dem venösen Kreislaufsystem oder aus dem rechten Herzen.

Pathophysiologie

In der Regel entwickelt sich die Lungenembolie aus einer tiefen Venenthrombose (TVT) in den Beinen, jedoch auch infolge Thromben aus der V. femoralis, V. poplitea und V. iliaca. Andere Embolieformen sind Luft- und Fettembolien (letztere insbesondere infolge Röhrenknochenfrakturen), Fruchtwasserembolie, Tumor-, Knochenmarksembolien, Embolien durch septische Thromben oder infolge Bakterienwachstums auf Herzklappen.

Risikofaktoren sind:

- Venenstauung
- Operationen (gynäkologische und orthopädische Eingriffe, Bauch- und Thorax-Operationen)
- Schwangerschaft

- Östrogentherapie (Schwangerschaftsverhütung, Hormonersatztherapie)
- Adipositas
- fortgeschrittenes Lebensalter
- Karzinome
- Immobilität
- Trauma
- Herzinsuffizienz
- Schlaganfall
- Sepsis.

Der Thrombus verschließt die A. pulmonalis oder einen Ast des Lungengefäßsystems → ↓ Blutfluss zur Lunge → verminderter/fehlender Gasaustausch → Ventilations-Perfusions-Störungen (Totraumventilation) → Thrombozyten lagern sich am Thrombus an → Freisetzung von Endotoxinen → Konstriktion der regionalen Blutgefäße und Bronchiolen → ↑ pulmonaler Gefäßwiderstand → ↑ pulmonal-arterieller Druck → ↓ Arbeit des rechten Ventrikels zum Erhalt des pulmonalen Blutflusses → rechtsventrikuläre Insuffizienz → ↓ HMV → ↓ systemischer Blutdruck → Schock.

Klinik

Die Symptome sind abhängig von der Größe des Thrombus und dem betroffenen Areal.

- Dyspnoe, Tachypnoe, Rasselgeräusche, Husten, Hämoptyse
- Brustschmerzen (plötzlich, pleuritisch, stechend), Angina pectoris, Myokardinfarkt
- Verwirrtheit, Unruhe

- Beinkrämpfe
- Übelkeit und Erbrechen
- Synkope
- Herzrhythmusstörungen, Herzklopfen, Hypotonie, S3- oder S4-Galopp
- Angst, Panik
- Fieber (> 37,8 °C), Schwitzen, Kältegefühl
- akutes Cor pulmonale
- Hypoxämie mit $paO_2 < 80$ mmHg und $SaO_2 < 95$ %

Diagnostik

- Röntgen-Thorax
- EKG (hohe, spitze P-Welle; Tachykardie, Vorhofflimmern, Rechtsschenkelblock)
- BSG, Leukozytenzahl
- BGA (niedriger paO_2)
- D-Dimer-Test
- sonografische Untersuchung der Venen
- Ventilations/Perfusions-Szintigrafie (V/Q-Scan)
- Pulmonalisangiografie
- CT des Thorax
- Angiografie

Management

- Sauerstoffgabe über Nasensonde, Maske oder maschinelle Beatmung
- Heparinbolus, dann Heparinperfusor

- Schmerzmedikation, evtl. mäßige Sedierung
- Gabe von Natriumbicarbonat bei Azidose
- Kontrolle von Prothrombinzeit (PT), partieller Thromboplastinzeit (PTT) und International Normalized Ratio (INR)
- Kopfteil des Bettes hochstellen; bei tiefer Venenthrombose Beine hoch lagern
- engmaschige Kontrolle von Vitalzeichen und Atemgeräuschen
- Vorbereitung des Patienten auf chirurgische Embolektomie, evtl. Cava-Filter-Implantation
- thrombolytische Therapie
- Gabe von Inotropika bei Herzinsuffizienz
- Rezidivprophylaxe nach Akutstadium (Antikoagulation)

Kohlenmonoxidvergiftung

Die Kohlenmonoxidvergiftung ist durch einen abnorm hohen Kohlenmonoxidspiegel (CO-Spiegel) im Blut gekennzeichnet. Der normale Carboxy-Hämoglobin-Spiegel (CO-Hb) liegt bei Nichtrauchern < 2 % und bei Rauchern ≥ 5 % (evtl. sogar bei 13 %).

CO-Hb-Spiegel von > 60 %: kardiale Toxizität, Neurotoxizität, systemische Azidose, Atemstillstand, Tod.

Vergiftung kann absichtlich durch Einatmen von Auspuffabgasen oder unabsichtlich z. B. bei Verbrennungen mit ungenügender Sauerstoffzufuhr (Rauchgasvergiftung, schlecht brennende Öfen) entstehen.

Pathophysiologie

Die Affinität von Kohlenmonoxid zu Hämoglobin ist im Vergleich zu Sauerstoff 300-mal höher; CO bindet sich an Hb → ↓ O_2-Bindungsstellen → weitere Bindung von CO an Hb → Bildung von Carboxy-Hämoglobin → CO verändert die Struktur der Hb-Moleküle → größere Bindungsschwierigkeit für O_2 → Gewebeischämie und Hypoxämie → akute Ateminsuffizienz, ARDS, Endorganfunktionsstörungen und Tod. CO ist ein Entzündungsmediator → Gewebeschäden mit erhöhtem Kapillarleck und Ödemen → Verengung von Trachea und Bronchien.

CO → ↓ Aktivität von Stickoxid → (1) periphere Vasodilatation → ↓ zerebraler Blutfluss und systemische Hypotonie; (2) Bildung von freien Radikalen → Endothelschädigung und oxidative Schädigung des Gehirns, Myokarddepression und Arrhythmie → ↓ HMV → gestörte Gewebeperfusion.

Klinik

Frühe Zeichen:

- Kopfschmerzen
- Übelkeit
- Erbrechen
- allgemeine Müdigkeit
- Konzentrationsschwierigkeiten
- erkältungsartige Symptome.

Spätere Zeichen:

- Brustschmerzen
- Herzklopfen
- Herzrhythmusstörungen
- Myokardinfarkt
- Lungenödem
- rasende Kopfschmerzen, Schwäche, Müdigkeit, Schwindel, Gedächtnisstörungen, Ataxie, Verwirrtheit, Konzentrationsschwäche

- blasse bis rötlich-violette Haut (kein verlässliches Zeichen)
- verschwommenes Sehen, Netzhautblutungen
- Tachypnoe, Dyspnoe, respiratorische Alkalose
- Übelkeit, Erbrechen, Laktatazidose, Rhabdomyolyse
- Obstruktion der oberen Atemwege mit Heiserkeit, trockenem Husten, angestrengtem Atmen, Stridor, Schluckstörungen
- blecherner Husten mit kohlenstoffhaltigem (Ruß oder Kohle) Auswurf
- Stenoseatmung, Bronchospasmus.

Diagnostik

- Bestimmung von CO-Hb- und Myoglobin-Konzentration; vollständiges Blutbild, CK
- BGA
- EKG und Röntgen-Thorax
- Faseroptikbronchoskopie und Ventilations/Perfusions-Szintigrafie (V/Q-Scan)

Management

- Kontrolle des CO-Hb-Spiegels, bis dieser < 10 % gesunken ist
- Gabe von 100 %igem O_2 über Maske mit Rückatmung oder Endotrachealtubus (maschinelle Beatmung) zur Erhöhung des paO_2 und Verminderung des $paCO_2$
- Beurteilung des Bewusstseinszustands mittels Glasgow-Koma-Skala
- bei Laktatazidose pH-Kontrolle
- Überwachung der kardialen Funktion; häufig kommt es infolge einer mittelgradigen bis schweren CO-Vergiftung zu einer Myokardverletzung → höheres Mortalitätsrisiko

- bei schweren Symptomen oder einem CO-Hb-Spiegel von ≥ 25 % eventuell Durchführung einer hyperbaren Sauerstofftherapie innerhalb der ersten 2–6 Stunden nach Kontakt (umstritten)

Eingriffe am Thorax

Thoraxchirurgie

Bei einer Segmentresektion wird ein Lungensegment oder eine Segmentgruppe entfernt. Die operative Resektion eines Lungenlappens erfolgt in der Lobektomie. Die Pneumektomie bezeichnet die Entfernung eines gesamten Lungenflügels (rechts oder links). Dies geschieht in der Regel aufgrund von Lungenkrebs, Bronchiektasen, TB oder Lungenabszess.

Management

Pneumektomie (postoperativ, die ersten 24–48 Stunden):

- darauf achten, dass der verbliebene Lungenanteil 2–4 Tage benötigt, um sich an den erhöhten Blutfluss zu gewöhnen.
- Lagerung auf operierte Seite und Rücken; dadurch werden ein Leck im Bronchialstumpf und ein Auslaufen von Flüssigkeit in das Wundgebiet verhindert; verbliebener Lungenanteil kann sich vollständig ausdehnen.
- Röntgen-Thorax zur Kontrolle einer Verschiebung der Trachea von der Mittellinie → Mediastinalverschiebung.
- Thoraxdrainage: Kontrolle von Fördermenge und Sekret (milchig, blutig, serös, eitrig), Saugfunktion, Durchgängigkeit der Drainage (atemsynchrone Sekretschwankungen).
- auf folgende Symptome und Zeichen achten: gestaute Halsvenen, ↑ Herz- und Atemfrequenz, Dyspnoe, Verschiebung der Trachea zu einer Seite.

- auf ausgeglichenen Flüssigkeits- und Elektrolythaushalt achten, um eine Flüssigkeitsüberlastung zu vermeiden (Symptome hierbei: Rasselgeräusche, ↑ Herzfrequenz, ↑ Blutdruck, Dyspnoe).
- Sauerstofftherapie mit Maske oder Nasensonde; eventuell ist eine maschinelle Beatmung erforderlich; Kontrolle der Sauerstoffsättigung; Durchführung von Lungenfunktionstests wie Überprüfung des forcierten Exspirationsvolumens (Luftvolumen, das der Patient nach vollständiger Inspiration forciert ausatmen kann).
- Patienten zum Husten und tiefen Atmen auffordern, Schienung (Hustenhilfe durch Gegendruck an den Flanken)
- Kopfteil des Bettes auf 30°–45° erhöhen
- Analgesie je nach Bedarf
- EKG-Monitoring (auf Herzrhythmusstörungen achten)
- Vitalzeichenkontrolle
- Beobachtung des Patienten auf Zeichen eines Lungenödems und Hautemphysems
- Pneumonieprophylaxe (Inhalieren, Abklopfen, Vibrationsmassage, atemstimulierende Einreibung)
- Wundbehandlung
- Beratung bei Entlassung (Beratung zur Atemgymnastik durch Physiotherapie).

Komplikationen bei einer Pneumektomie

- Atelektasen, Pneumothorax, Pneumonie, Empyem, bronchopleurale Fistel (↑ Temperatur, Husten, ↑ Leukozytenzahl, Appetitlosigkeit, eitriger Auswurf)
- massiver Blutverlust, Blutung
- Atemnot und Lungenödem
- Herzrhythmusstörungen und Hypotonie

Thoraxdrainagen

Eine Thoraxdrainage wird in die Pleurahöhle eingelegt, um den intrapleuralen Unterruck wieder herzustellen oder um Luft, Flüssigkeit oder Blut abzusaugen. Thoraxdrainagen werden bei Bedarf nach Herzoperationen und zur Behandlung eines Pneumo- und Hämothorax gelegt.

Die Drainage ist eine Saugdrainage mit kontrolliertem Sog und geschlossenem System. Am äußeren Ende ist sie über ein Auffangsystem (Einmalsekretbehälter) an einen Sog angeschlossen.

Eine Mediastinaldrainage wird nach einer Herzoperation in das Mediastinum eingeführt, um Flüssigkeit und Blut zu entfernen. Sie wird genauso versorgt wie eine Thoraxdrainage.

Management

- Röntgen-Thorax-Kontrolle unmittelbar nach Legen der Thoraxdrainage
- Anlegen eines sterilen Verbands über der Punktionsstelle
- Thoraxdrainage an ein geschlossenes Absaugsystem und an die Wandabsaugung anschließen, regelmäßige Kontrolle des Sogs
- engmaschige Vitalzeichenkontrolle, bis Patient stabil ist
- Kontrolle von Aussehen (Farbe, Beimengungen), Menge und Geruch der Drainageflüssigkeit; Flüssigkeitsspiegel auf dem Drainagebehälter markieren; Arzt bei einer Flüssigkeitsmenge von > 100–200 ml/h benachrichtigen
- Sauerstoffgabe über Nasensonde oder Maske, Kontrolle der Sauerstoffsättigung
- Lagerung des Patienten so, dass Abfluss und Durchgängigkeit der Drainage gewährleistet sind (kein Abknicken der Schläuche, kein Zug ausüben, keine Sekretansammlung in der Schlaufe der Schläuche).

- darauf achten, dass alle Verbindungen fest sind.
- Schmerzmittelgabe nach Bedarf
- Abtasten der Haut und Kontrolle auf subkutanes Emphysem im Bereich der Eintrittsstelle und Brustwand
- Auskultation der Lunge (Atemgeräusche) und Atmung kontrollieren
- Kontrolle des Wasserspiegels in der Kammer mit destilliertem Wasser (Wasserschloss); ggf. destilliertes Wasser hinzufügen
- bei beatmeten Patienten Thoraxdrainage nicht abklemmen, da dies einen Spannungspneumothorax verursachen kann
- Sekretflaschen immer unterhalb des Patientenniveaus anbringen, um Rückfluss des Sekrets zu vermeiden
- Verbandswechsel der Ein- und Austrittsstellen der Drainage und Kontrolle auf Entzündungszeichen
- Ableitungssystem geschlossen halten; nicht diskonnektieren; nur bei maximaler Füllungsmenge wechseln
- stets 2 Klemmen am Bett des Patienten bereit halten, um im Notfall (plötzliche Atemnot, unbeabsichtigte Diskonnektion, Auswechseln von Sekretbehältern) Drainage körpernah abzuklemmen.

Zeichen eines Luftlecks können sein: Luftbasen in der Saugkammer beim Einatmen und Husten sowie ein großes subkutanes Emphysemareal. Lokalisieren Sie die Quelle des Luftlecks, indem Sie die Thoraxdrainage nahe der Eintrittsstelle vorsichtig abklemmen. Sind keine Luftblasen mehr vorhanden, befindet sich das Leck an der Eintrittsstelle oder beim Patienten. Sind weiterhin Luftblasen erkennbar, ist ein Leck im System.

Üblicherweise ist der Sog in der Kontrollkammer auf –15 bis –20 cm Wassersäule eingestellt. Der Flüssigkeitsspiegel reguliert die Sogstärke. Ist er niedrig, muss steriles Wasser in die Kammer gefüllt werden. Es sollten konstant leichte Luftblasen zu erkennen sein (wie bei kochendem Wasser und geringer Hitzezufuhr).

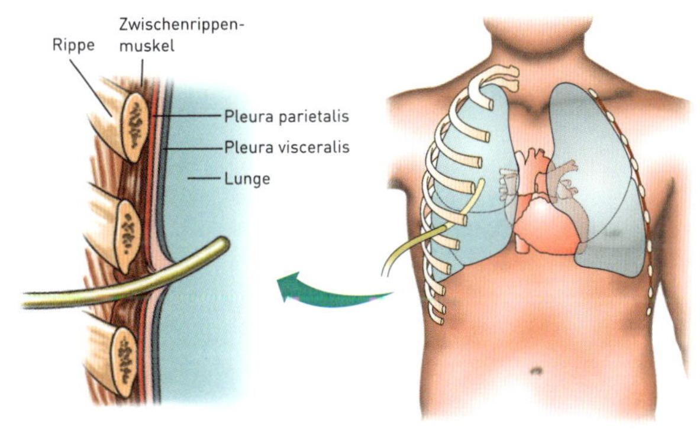

Lage einer Thoraxdrainage zwischen Rippen und Pleurahöhle

Abbildung 3.1: Lage der Thoraxdrainage

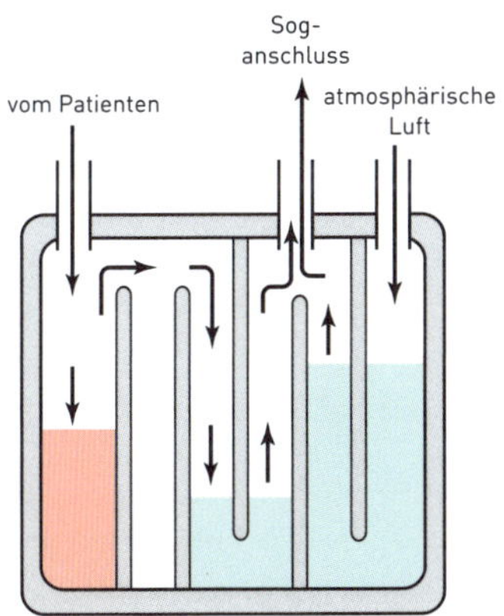

Fluss in den Kammern eines Thoraxdrainage-Systems

Abbildung 3.2: Thoraxdrainage-System

Komplikationen

- schnelle und flache Atmung
- Zyanose
- Blutung
- deutlich veränderte Vitalzeichen
- verstärktes subkutanes Emphysem

Entfernung einer Thoraxdrainage

(Liegedauer hängt von der zugrunde liegenden Erkrankung ab; Sekretmenge ‹ 100 ml/Tag; im Röntgen-Thorax vollständig ausgedehnte Lunge)

- analgesierende Prämedikation 30 Min. vor Entfernen der Drainage
- sterilen Verband auf die Eintrittsstelle drücken, Patienten tief einatmen lassen und Valsalva-Versuch («Atemanhalten») durchführen, Thoraxdrainage entfernen und Eintrittsstelle mit Gazeverband verschließen.
- anschließend Röntgen-Thorax-Kontrolle

4. Urogenitaltrakt

Akutes Nierenversagen (ANV)

- Eine **chronische Nierenkrankheit** entwickelt sich langsam über Monate bis Jahre hinweg und macht den Beginn einer Dialysetherapie oder eine Transplantation erforderlich. Die chronische Nierenkrankheit erfordert im Allgemeinen keine intensivmedizinische Therapie, obwohl Patienten mit dieser Erkrankung regelmäßig auf einer Intensivstation zu finden sind.
- Das **akute Nierenversagen** ist ein klinisches Syndrom, das durch ein schnelles Nachlassen der Nierenfunktion gekennzeichnet ist. Es führt zu progressiver Azotämie (Erhöhung der stickstoffhaltigen Stoffwechselprodukte im Blut) und häufig innerhalb von Stunden oder Tagen zu ↑ Kreatinin, ↑ Harnstoff, ↑ K^+ und Oligurie.

Pathophysiologie

Man unterscheidet zwischen drei Formen des akuten Nierenversagens:

- **Prärenales Versagen:** Ursachen können sein: Blutverlust, Myokardinfarkt, Herzinsuffizienz, kardiogener Schock, Sepsis, anaphylaktische Reaktion → gestörter Blutfluss zu den Nieren → Minderdurchblutung der Nieren → Retention einer übermäßigen Menge von Stickstoffverbindungen → erhebliche Vasokonstriktion → ↓ glomeruläre Filtrationsrate (GFR) → rasche Beseitigung der Hypovolämie.
- **Intrarenales Versagen:** verursacht durch Verbrennungen, Quetschverletzungen, Infektionen, Glomerulonephritis, Lupus erythematodes, Diabetes mellitus, maligne Hypertonie, nierentoxische Wirkstoffe → akute Tubulusnekrose → Vasokonstriktion der afferenten

Arteriolen → Minderdurchblutung des glomerulären Apparates → ↓ GFR → Obstruktion des tubulären Lumens durch Nekrosen und Zylinder, interstitielles Ödem oder Freisetzung von intrarenalen vasoaktiven Substanzen.

- **Postrenales Versagen:** infolge Obstruktionen der ableitenden Harnwege durch Blasentumoren, Nierensteine, Prostatahyperplasie oder verstopfte Katheter → ↑ Druck in den Nierentubuli → ↓ GFR.

Klinik

Symptome des akuten Nierenversagens:

- Lethargie, Schläfrigkeit
- anhaltende Übelkeit und Erbrechen
- Durchfall
- trockene Haut und Schleimhäute durch Dehydratation
- Kopfschmerzen
- Muskelzuckungen
- ↓ Bewusstseinszustand, Verwirrtheit
- Krämpfe.

Zeichen des akuten Nierenversagens:

- Urinausscheidung < 400 ml/24 h
- ↓ Blutdruck → Flüssigkeitsüberlastung → systemische, pulmonale und periphere Ödeme
- ↓ Blutdruck → Dehydratation/Sepsis
- abnormer, unregelmäßiger Puls → Herzrhythmusstörungen
- Kussmaul-Atmung → metabolische Azidose
- ↑ Temperatur → Infektion
- Elektrolytstörungen (↑ Harnstoff, ↑ Kreatinin, ↑ K^+, ↑ Na^+, ↑ Phosphat, ↓ Kalzium im Serum).

Diagnostik

- Labortests: Harnstoff, Kreatinin, Elektrolyte, vollständiges Blutbild, Gerinnung (PT/PTT), Serumosmolarität, klinische Chemie
- Urinanalyse mit mikroskopischer Untersuchung auf Eiweiß und Zylinder
- Urinkultur zur Keimdifferenzierung
- Elektrolyte im Urin, Urinosmolarität
- 24-Stunden-Sammelurin zur Bestimmung der Kreatinin-Clearance
- Ultraschalluntersuchung der Nieren
- Röntgen-Thorax
- Nierenbiopsie
- Bestimmung der GFR
- Röntgen von Nieren, Harnleitern und Blase
- intravenöses Pyelogramm
- CT oder MRT der Nieren
- renale Arteriografie

Management

- Flüssigkeits- und Elektrolytkontrolle; auf Störungen des Säure-Basen-Haushalts achten
- Beurteilung der Atmung und Kontrolle der Sauerstoffsättigung; O_2-Gabe, falls erforderlich
- EKG-Monitoring zur Kontrolle von Herzrhythmusstörungen
- Legen eines Blasendauerkatheters
- Beurteilung von Farbe, Konsistenz und Menge der Urinausscheidung; Kontrolle des spezifischen Gewichts

- Einschränkung der Flüssigkeitszufuhr und strenge Bilanzierung von Ein- und Ausfuhr; auf Ödeme achten
- der Patient erhält eine Nierendiät mit ausreichendem Eiweiß- und geringem K^+-, Na^+-Gehalt, kalorienreich. Eventuell Einschränkung der Eiweißzufuhr, wenn Harnstoff und Kreatinin deutlich erhöht sind. Behandlung von Appetitlosigkeit, Übelkeit und Erbrechen
- tägliche Gewichtskontrolle
- Legen eines großlumigen zentralen Venenkatheters; Messung ZVD
- Gabe von Medikamenten wie Kalziumantagonisten, Betablocker, Diuretika und evtl. Katecholamine
- Kontrolle von Hb und Hk zur Feststellung einer Anämie und der Sauerstoffträgerkapazität des Hämoglobins
- Gabe von Erythrozytenkonzentraten falls erforderlich
- sorgfältige Hautpflege zur Vermeidung von Hautschäden und Juckreiz
- Vermeidung von Sekundärinfektionen
- auf Zeichen von gastrointestinalen oder Hautblutungen achten
- Beurteilung des neurologischen Status zur Feststellung von Bewusstseinsveränderungen und Verwirrtheit
- evtl. Dialyse (Hämodialyse, Peritonealdialyse)
- Unterstützung von Patienten und Angehörigen

Behandlung von Nierenerkrankungen

Nierenersatztherapie

«Nierenersatztherapie» ist der allgemein verwendete Begriff zur Beschreibung der verschiedenen Behandlungsverfahren bei schwerer, akuter oder chronischer Niereninsuffizienz im Endstadium. Sie umfasst die Dialyse (Hämodialyse und Peritonealdialyse), die Hämofiltration und die Nierentransplantation.

Hämodialyse

Die Hämodialyse ist eine Nierenersatztherapie zur Behandlung des Nierenversagens. Mit ihrer Hilfe werden überschüssige Flüssigkeit und Stoffwechselabfallprodukte ausgeleitet und durch die Prinzipien Diffusion und Osmose ein ausgeglichener Elektrolythaushalt hergestellt.

Pathophysiologie

Bei der Hämodialyse passiert das Blut des Patienten eine künstliche semipermeable Membran. Diese übernimmt Filter- und Ausscheidungsfunktionen, die die Niere nicht mehr effektiv ausüben kann.

Verfahren

Die Dialyse arbeitet mit einem passiven Transfer von Toxinen durch Diffusion (Bewegung von Molekülen aus einem Bereich mit höherer Konzentration hin zu einem Bereich mit niedrigerer Konzentration). Blut und Dialysat (Spüllösung) mit Elektrolyten und H_2O (ähnlich dem Plasma) fließen durch die semipermeable Membran in entgegengesetzte Richtungen. Das Blut des Patienten enthält übermäßig viel

H_2O, Elektrolyte und Stoffwechselabfallprodukte. Aufgrund der unterschiedlichen Konzentration bewegen sich Abfallprodukte und überschüssige Flüssigkeit während der Dialyse aus dem Blut weg hin zum Dialysat. Elektrolyte können in das Blut/Dialysat oder aus dem Blut/Dialysat wandern. Dieses Zirkulationsschema findet über einen vorher festgelegten Zeitraum statt (3–5 Stunden).

Bestandteile von Dialysesystemen

Ein Hämodialysesystem besteht aus:

- Dialysator
- Dialysat
- Gefäßzugang
- Hämodialysegerät.

Heparin verhindert die Bildung von Blutgerinnseln im Dialysator oder Blutschlauch. Die Heparindosis wird individuell angepasst.

Pflegerische Maßnahmen während und nach der Hämodialyse

- Viele Medikament sind dialysierbar.
- Vasoaktive Substanzen können eine Hypotonie verursachen, die möglicherweise auch nach der Dialyse noch andauert.
- An den Dialysetagen werden Antibiotika häufig nach der Dialyse verabreicht.
- EKG, ZVD-Kontrolle; Dialyseprotokoll; Laborkontrollen während und nach der Dialyse
- engmaschige Vitalzeichenkontrolle, häufige Komplikation: Blutdruckabfall
- evtl. Anstieg der Körpertemperatur nach Dialyse aufgrund der Bluterwärmung durch Dialysegerät

- Patienten nach der Dialyse wiegen
- Aufgrund der Heparingabe auf Blutungen achten.

Kontinuierliche Nierenersatztherapie

Die verschiedenen Verfahren der kontinuierlichen Nierenersatztherapie unterstützen schwerkranke Patienten mit akutem Nierenversagen fortlaufend. Sie werden dann eingesetzt, wenn eine Hämodialyse nicht möglich ist. Die kontinuierliche Nierenersatztherapie arbeitet langsamer als die Hämodialyse und erfordert die ständige Überwachung des Patienten. Sie ist bei Patienten indiziert, die auf eine Diuretikatherapie nicht mehr ansprechen oder flüssigkeitsüberlastet und/oder hämodynamisch instabil sind.

Verfahren

Bei der kontinuierlichen Nierenersatztherapie wird ein Katheter zur kontinuierlichen arteriovenösen oder venovenösen Hämofiltration (CAVH oder CVVH) gelegt. Ein mittlerer arterieller Druck von 60 mmHg ist erforderlich.

Andere Formen der kontinuierlichen Nierenersatztherapie sind:

- kontinuierliche arteriovenöse Hämodialyse (CAVHD)
- kontinuierliche venovenöse Hämodialyse (CVVHD)
- langsame kontinuierliche Ultrafiltration (SCUF)
- kontinuierliche arteriovenöse Hämodiafiltration (CAVHDF)
- kontinuierliche venovenöse Hämodiafiltration (CVVHDF).

Da es schwierig ist, einen arteriellen Zugang zu legen und zu erhalten, wird die CVVH oder ein venöser Zugang bevorzugt.

Die kontinuierliche Nierenersatztherapie dient der Ausscheidung von Flüssigkeit, Elektrolyten und Stoffwechselprodukten.

Sie unterscheidet sich von der Hämodialyse in folgenden Punkten:

- kontinuierliche, nicht intermittierende Therapie; Entfernung großer Flüssigkeitsmengen über Tage hinweg (und nicht innerhalb von Stunden)
- gelöste Stoffe können zusätzlich zu Osmose und Diffusion durch Konvektion (kein Dialysat erforderlich) entfernt werden
- geringere Probleme mit hämodynamischer Instabilität
- Betreuung des Patienten durch erfahrene Intensivpflegefachkraft, kontinuierliche Überwachung durch spezialisierte Dialysepflegefachkraft nicht erforderlich
- bei diesem Verfahren ist lediglich eine modifizierte Blutpumpe, jedoch keine Hämodialyseausstattung erforderlich
- ideale Behandlung für Patienten, die eine zügige Flüssigkeitsausfuhr nicht tolerieren würden
- Durchführung des Verfahrens kontinuierlich über einen Zeitraum von 30–40 Tagen hinweg möglich; Austausch des Hämofilters alle 24–48 Stunden.

Pflegerische Maßnahmen

- Kontrolle des Flüssigkeits- und Elektrolythaushalts
- Flüssigkeitsbilanzierung, ZVD Messung
- wenn möglich, tägliche Gewichtskontrolle
- engmaschige Vitalzeichenkontrolle
- Beurteilung und Versorgung des Gefäßzugangs in jeder Schicht

Nierentransplantation

Bei einer Nierentransplantation wird die kranke Niere eines Patienten mit Nierenerkrankung im Endstadium operativ durch eine Niere (mit allen arteriellen/venösen Gefäßen und einem langen Harnleiterstück) eines verstorbenen oder lebenden Spenders ersetzt.

Operationsverfahren

Die zu transplantierende Niere wird in der Regel in die rechte Darmbeingrube (Fossa iliaca) gesetzt, um die Nierenarterie, die Nierenvene und den Ureter leichter durch Anastomosen verbinden zu können. Die nicht mehr funktionstüchtige Niere verbleibt in der Regel im Körper, solange es keine Bedenken hinsichtlich einer chronischen Infektion in einer oder in beiden Nieren gibt.

Postoperative Versorgung

- engmaschige Vitalzeichenkontrolle
- stündliche Kontrolle der Urinausscheidung in den ersten 48 Stunden
- Beurteilung von Farbe, Menge und Beimengungen des Urins
- Gabe von Immunsuppressiva (cave: erhöhtes Infektionsrisiko)
- Versorgung des Blasendauerkatheters
- kontinuierliche Blasenspülung, falls erforderlich
- strenge Ein- und Ausfuhrkontrolle, Bilanzierung; tägliche Gewichtskontrolle
- auf Zeichen von Nachblutungen achten, Kontrolle und Versorgung des Wundgebiets
- Gabe von Diuretika

- sorgfältige Kontrolle der Laborwerte (Harnstoff, Kreatinin, Serumelekrolyte, Hb, Hk, Leukozyten, BGA; Urin: Elektrolyte, Kreatinin, Proteinurie), Röntgen Thorax

Komplikationen

- Abstoßung (häufigste und schwerwiegende Komplikation): Reaktion zwischen den Antigenen in der transplantierten Niere und den Antikörpern im Blut des Empfängers → Zerstörung des Gewebes → Nierennekrose
- eine Thrombose der Hauptnierenarterie kann innerhalb der ersten 2–3 Tage postoperativ auftreten und durch eine plötzlich verminderte Urinausscheidung angezeigt werden → notfallmäßige Operation erforderlich, um eine Ischämie des Nierengewebes zu verhindern
- bei einer Nierenarterienstenose kommt es zu einer Hypertonie; ein Geräusch über der Transplantatstelle oder eine verminderte Nierenfunktion können weitere Zeichen sein → muss evtl. chirurgisch oder durch Ballonangioplastie behoben werden
- Gefäßleck oder Thrombose → notfallmäßige Nephrektomie erforderlich
- Wundkomplikationen: Hämatome, Abszesse → ↑ Infektionsrisiko → Belastung der neuen Niere

Eine Infektion ist die Haupttodesursache von Transplantatempfängern. Aus diesem Grund erhalten diese Patienten eine immunsuppressive Therapie, weshalb sich möglicherweise nicht die normalen Symptome und Zeichen einer Infektion zeigen. Auf ↑ Temperatur, Bewusstseinsveränderungen und Unwohlsein des Patienten achten.

Nephrektomie

Eine Nephrektomie ist die Totalentfernung einer Niere mit der gleichseitigen Nebenniere, dem umliegenden Gewebe und gegebenenfalls mit den regionalen Lymphknoten. Aufgrund des erhöhten Risikos eines Rezidivs im Harnleiterstumpf wird eventuell der Harnleiter entfernt (Ureterektomie).

Pathophysiologie

Die primäre Indikation für eine Nephrektomie ist ein Nierenzellkarzinom (malignes Adenokarzinom der Niere). Die sekundäre Indikation ist eine Nierenverletzung durch penetrierende oder stumpfe Verletzungen von Rücken, Flanken oder Abdomen. Zu einer Blutung kommt es infolge einer Verletzung oder eines Einrisses der Nierenarterie. Auch bei gutartigen Erkrankungen (z.B. pyelonephritische Schrumpfniere) kann eine Nephrektomie indiziert sein.

Klinik

- dumpfe Flankenschmerzen
- starke Hämaturie
- tastbarer Tumor in der Niere
- abdominale Beschwerden (bei 5 %–10 % der Patienten)
- Hämaturie (spätes Zeichen)
- Muskelschwund, Schwäche, schlechter Ernährungszustand, Gewichtsverlust (spätes Zeichen)

Diagnostik

- Urinanalyse (evtl. Erythrozyten im Urin)
- vollständiges Blutbild
- BSG

- humanes Choriongonadotropin (HCG)
- Cortisonspiegel
- Adrenocorticotropinspiegel
- Reninspiegel
- Hormonspiegel der Nebenschilddrüse
- chirurgische Beurteilung
- intravenöses Urogramm
- Nierenszintigrafie
- Sonografie
- CT von Abdomen/Becken mit Kontrastmittel
- MRT, Röntgen-Thorax

Postoperative Versorgung

- engmaschige Vitalzeichenkontrolle
- Schmerzmanagement
- Patienten zum Husten und tiefen Atmen anregen; stündliche Atemgymnastik
- frühzeitige Mobilisierung
- strenge Ein- und Ausfuhrkontrolle
- auf Blutungszeichen achten
- intravenöse Gabe von Flüssigkeiten
- evtl. Bluttransfusion
- Blutbildkontrolle
- tägliche Gewichtskontrolle
- auf Nebenniereninsuffizienz achten
- bei liegenden Drainagen: Kontrolle und Dokumentation von Farbe und Menge des Drainagesekrets

Zystektomie

Eine radikale Zystektomie ist die Entfernung der Harnblase und regionaler Lymphknoten mit Prostata und Samenblasen bei Männern beziehungsweise mit Uterus und Vaginalvorderwand bei Frauen. Je nach Infiltrationsstadium des Tumors werden Harnleiter, Rektum, Harnröhre sowie Zervix und Adnexen bei der Frau ebenfalls entnommen. Die Ureteren werden an ein aus resezierten Dünn- oder Dickdarmanteil, gebildetes Sammelreservoir angeschlossen → Urinableitung: Urostoma (Ileum-Conduit, Pouch), Blasenrekonstruktion (Neoblase).

Pathophysiologie

Die primäre Indikation ist die Behandlung des Blasenkarzinoms (Übergangsepithel-, Plattenepithel- oder Adenokarzinom). Die sekundäre Indikation ist die Beckenentlastung bei Sarkomen, Tumoren des GI-Trakts oder bei gynäkologischen Tumoren.

Klinik

- starke schmerzlose Hämaturie (chronisch oder intermittierend)
- Reizblase mit Dysurie, Harndrang und häufiger Blasenentleerung
- Urinzytologie zeigt neoplastische oder atypische Zellen
- Urintests zeigen Blasentumorantigen

Diagnostik

- Urinzytologie
- Urinanalyse auf Blasentumorantigen
- i.v.-Pyelogramm
- Ultraschall von Blase, Nieren und Harnleitern
- CT von Abdomen und Becken

- MRT von Abdomen und Becken
- Zystoskopie und Biopsie (Nachweis eines Blasenkarzinoms)

Postoperatives Management

- unmittelbar postoperativ engmaschige Vitalzeichenkontrolle
- Patienten zum Husten und tiefen Atmen anregen; Atemgymnastik
- Überwachung und Dokumentation des Drainagensekrets und des Urins
- Kontrolle von Ein- und Ausfuhr, Flüssigkeitsbilanz
- bei kutaner Harnableitung: Kontrolle des Stomas auf Überwärmung und Rötung
- Pflegefachkraft zur Versorgung von Urostomata mit einbeziehen und Beratung über Stoma- und Hautpflege sowie Urinablaufsysteme durchführen.
- Kontrolle von Hb und Hk
- Schmerzmanagement
- frühzeitige Mobilisation
- Unterstützung von Patienten und Angehörigen

5. Neurologie

Erhöhter intrakranieller Druck

Zu einem erhöhten intrakraniellen Druck kommt es durch zunehmenden Druck auf das Gehirn innerhalb des Schädels. Ursache hierfür ist ein Anstieg des Liquordrucks. Der normale intrakranielle Druck (ICP) liegt bei 1–15 mmHg.

Der zerebrale Perfusionsdruck (CPP) ist die Differenz zwischen dem arteriellen Mitteldruck und dem intrakraniellen Druck. Sinkt der CPP unter 80 mmHg, kann eine Ischämie auftreten.

Der CPP sollte zwischen 70 und 80 mmHg und der ICP < 15 mmHg liegen.

CPP = MAP-ICP

$$\text{MAP} = \frac{\text{syst. Blutdruck} + (2 \times \text{diast. Blutdruck})}{3}$$

Pathophysiologie

- Risikofaktor → ↑ intrakranielles Liquorvolumen → ↑ ICP → ↓ zerebrale Durchblutung, ↑ Hirnschwellung → Verlagerung von Hirngewebe durch die Dura hindurch → zerebrale Herniation (Einklemmung von Hirnteilen). ↑ ICP kann auch zu zerebraler Ischämie oder regional begrenzter Hirnschädigung führen.
- Die zerebrale Herniation verursacht eine Verlagerung von Hirngewebe; Einklemmung der Kleinhirntonsillen im Foramen magnum → Kompression des unteren Hirnstamms (Kreislauf-, Atemzentrum)→ Koma, Tod.

Klinik

- langsamer, springender Puls und unregelmäßige Atmung
- Kopfschmerzen und Bewusstseinsveränderungen, langsames Sprechen, Unruhe, Verwirrtheit, zunehmende Schläfrigkeit
- Stupor, Koma, Dekortikation, Dezerebration und Schlaffheit
- starre und erweiterte Pupillen
- Atemstörungen (Cheyne-Stokes-Atmung), unregelmäßige oder fehlende Atmung
- Cushing-Reaktion/Cushing-Reflex: ↓ zerebraler Blutfluss → zerebrale Ischämie → ↑ arterieller Druck und ↑ systolischer Blutdruck, Bradypnoe, breiter werdende Blutdruckamplitude und Reflexbradykardie (spätes Zeichen)

Dezerebrationsstarre

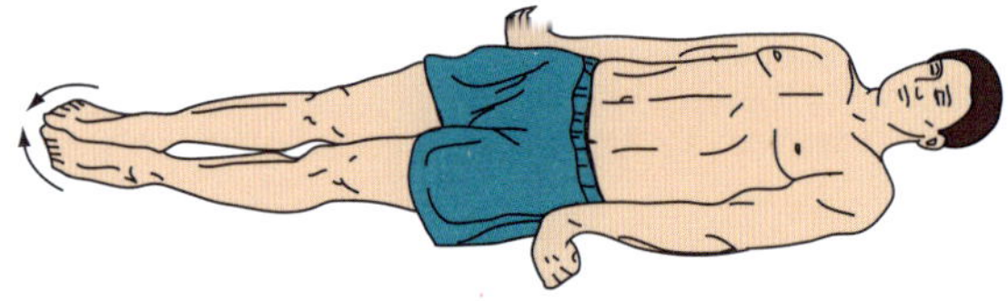

Abbildung 5.1: spastische Streckhaltung der Extremitäten

Dekortikationsstarre

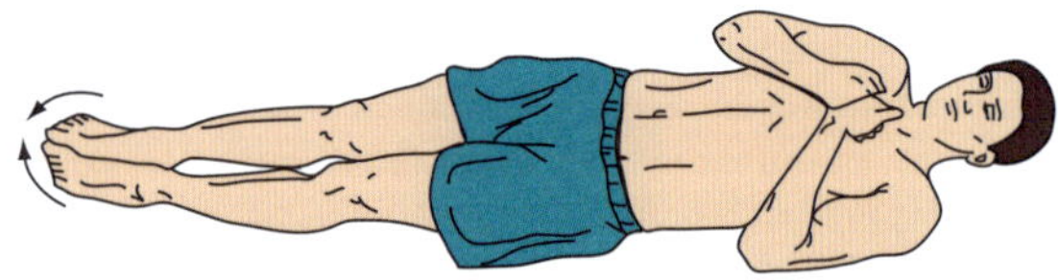

Abbildung 5.2: Streckstellung der Beine und Beugestellung der Arme

Komplikationen

- Hirnstammherniation, zerebrale Anoxie, Tod
- Diabetes insipidus (cave: Dehydratation)
- Syndrom der inadäquaten ADH-Sekretion (SIADH)
- Krampfanfälle
- Streckmechanismen, Unruhe

Diagnostik

- ICP-Monitoring (im Seitenventrikel, epidural, subdural)
- Bestimmung von Elektrolyten und Osmolarität im Serum
- zerebrale Angiografie, CT, MRT, PET zum Ausschluss physiologischer Ursachen
- Transkranialdoppler
- keine Lumbalpunktion durchführen, da diese zu einem Hirnprolaps führen kann

Management

Die Behandlung basiert auf der Ursache des erhöhten ICP.

- Gabe von osmotischen Diuretika (Mannit 0,25–1 g/kg); Flüssigkeitszufuhr einschränken, falls erforderlich; evtl. Ersatz von ausgeschiedenen Elektrolyt- und Flüssigkeitsmengen
- Gabe von Diuretika wie Furosemid
- Gabe von hypertoner Kochsalzlösung i.v. (> 0,9 %iges NaCl)
- Kontrolle von Vitalzeichen, CPP, ICP und Temperatur; eine induzierte Hypothermie ist umstritten.
- maschinelle Beatmung je nach BGA
- Atemwege freihalten, Patienten vorsichtig absaugen (kann zu einem Anstieg des ICP führen) und oxygenieren; PEEP vermeiden

- Kontrolle von BGA und Sauerstoffsättigung
- Gabe von Inotropika wie Dobutamin und Noradrenalin zur Aufrechterhaltung des Herzminutenvolumens
- vorsichtige intravenöse Sedierung
- Gabe von Barbituraten (Pentobarbital, Thiopental und Propofol) zur Senkung des ICP und Verminderung des Stoffwechselbedarfs
- Beurteilung von neurologischem Status und Bewusstsein anhand der Glasgow-Koma-Skala mit Prüfung von Reflexen, Pupillen, motorischer und sensorischer Funktion, Funktion der Hirnnerven (Augenbewegungen, periphere Gesichtsdifferenz, Zungenverlagerung, Würgereflex, Kornealreflex, Hustenreflex, Puppenaugenphänomen)
- Kontrolle auf Zeichen einer Meningitis (Kopfschmerzen, Nackensteife, Lichtscheu)
- Beurteilung der Reaktion auf verbale und schmerzhafte Reize
- Maßnahmen zur Vorbeugung von Krampfanfällen; Gabe von Antikonvulsiva, falls erforderlich
- Kopf gerade lagern (Kopfteil des Bettes 30 ° erhöht) → freier Abfluss des hirnvenösen Blutes
- Vermeidung einer übermäßigen Drehung oder Beugung des Halses
- Vermeidung einer übermäßigen Hüftbeugung

Folgende Faktoren können einen erhöhten ICP verursachen und sollten deshalb vermieden werden: Hyperkapnie, Hypoxämie, Valsalva-Versuch, isometrische Muskelkontraktionen, REM-Schlaf, unangenehme Stimuli.

Tabelle 5.1: Glasgow-Koma-Skala

Reaktion	Reaktion des Patienten	Punktwert	Patient A	Patient B
Augen öffnen	spontan	4		
	auf Ansprache	3		
	auf Schmerzreize	2		
	keine Reaktion	1		
verbale Reaktion	orientiert	5		
	verwirrt	4		
	nicht adäquate Worte	3		
	unverständliche Geräusche	2		
	keine Reaktion	1		
motorische Reaktion	befolgt Anweisungen	6		
	kann Schmerzen lokalisieren	5		
	zieht normal zurück	4		
	beugt auf Schmerz	3		
	streckt auf Schmerz	2		
	keine Reaktion	1		
gesamt		3–15		

Ein Punktwert von ≤ 8 deutet auf eine schwere Hirnfunktionsstörung hin

ICP-Monitoring

Es gibt verschiedene Systeme mit flüssigkeits- oder luftgefüllten Kathetern und Druckwandlern, die mit einem Monitor verbunden sind und den intrakraniellen Druck messen:

- intraventrikulär; Abfluss von Liquor möglich, Infektionsgefahr hoch

- intraparenchymatös; durch frontale Bohrlochtrepanation; Infektionsgefahr gering
- epidural, subdural; Implantation schwierig.

Risiken

- Infektion und Blutung
- Schädigung des Hirngewebes → neurologische Auswirkungen
- Katheter kann nicht genau platziert werden

Maßnahmen bei Problemen mit dem ICP-Monitoring

- alle Verbindungen überprüfen, Katheter neu positionieren
- Kontrolle auf Luft im System
- Monitorkabel überprüfen
- Messwandler abgleichen oder neu positionieren

Wellenformen des ICP-Katheters

- A-(Plateau)-Wellen → spontane, rasch eintretende Druckanstiege, zerebrale Ischämie
- B-Wellen → intrakranielle Hypertonie und Veränderung des vaskulären Volumens
- C-Wellen → Abweichungen von systemischem arteriellen Druck und Atmung

Zerebrales Monitoring

- Messung der Sauerstoffsättigung in den Zerebral- oder Jugularvenen ($SjvO_2$) (praktisch das gesamte Blut des Gehirns fließt in die internen Jugularvenen ab), um einen zerebralen Sauerstoffmangel frühzeitig zu erkennen (Bulbusoxymetrie).
  - normal 60 %–80 %
  - < 50 % ist Zeichen einer zerebralen Hypoxie
- kontinuierliche EEG-Analyse bei kritisch kranken Patienten mit eingeschränktem Bewusstseinszustand (Bispektralindex)

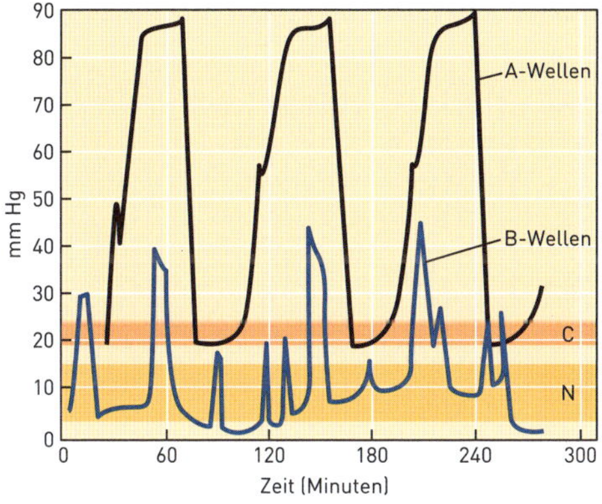

Abbildung 5.3: Wellenform des ICP-Katheters

- Monitoring der zerebralen Temperatur: normal sind 0,5 °–1,0 °C > Körperkerntemperatur
- O_2-Monitoring des Hirngewebes (Messung des Sauerstoffpartialdrucks im Hirngewebe [pbrO_2] mit LICOX-Katheter): normal > 25 mmHg; < 20 mmHg bedarf der Behandlung

Schädel-Hirn-Trauma

Das Schädel-Hirn-Trauma ist eine Verletzung von Kopfhaut und Schädel mit oder ohne Hirnverletzung. Es gibt mehrere Arten von akuten Schädel-Hirn-Verletzungen:

- geschlossene Schädel-Hirn-Verletzung: Der Schädel ist nicht gebrochen
- offene Kopfverletzung: Dura mater wurde eröffnet (häufig penetrierende Verletzungen durch Schuss- oder Stichwaffen)
- diffus oder fokal.

Pathophysiologie

Unfall/Verletzung → intrakranielle Blutung und Hämatom → Hirnschwellung → ↑ intrakranielles Volumen und ↑ ICP → Verdrängung oder Herniation von Hirnmasse, Druck auf die zerebralen Blutgefäße → ↓ Blutfluss zum Gehirn → ↓ O_2 zum Gehirn → zerebrale Hypoxie → zerebrale Ischämie, Infarkt und irreversibler Hirnschaden.

Klinik

- anhaltende, lokalisierte Schmerzen; Kopfschmerzen
- Bewusstlosigkeit, Verwirrtheit, Benommenheit, Amnesie, Unruhe
- plötzlich auftretende neurologische Defizite
- Hämatom über dem Mastoid; retroaurikuläres (hinter dem Ohr) Hämatom
- Übelkeit und Erbrechen
- Liquor aus Ohren oder Nase
- gelblicher Hof um einen Blutfleck auf dem Kopfkissen oder Kopfverband des Patienten, der eventuell auf ein Auslaufen von Liquor cerebrospinalis hindeutet
- Pupillendifferenz, verminderte Pupillenreaktion, veränderte Pupillengröße
- veränderter oder fehlender Würgereflex

- fehlender Kornealreflex
- veränderte Vitalzeichen, verändertes Atemmuster, breitere Blutdruckamplitude, Bradykardie oder Tachykardie
- Krampfanfälle

Komplikationen

- Schädelfraktur, Kopfhauteinrisse
- Hirnquetschung (Contusio cerebri), Gehirnerschütterung (Commotio cerebri)
- Hirnschwellung
- intrakranielle Blutungen, subdurales, extradurales/epidurales Hämatom
- Hirnödem
- Meningitis
- ↑ ICP, hypoxische Hirnschädigung
- Krampfanfälle
- Hirninfarkt
- Herniation, Koma

Diagnostik

- Kontrolle auf Auslaufen von Liquor cerebrospinalis
- Röntgen, CT, MRT zur Kontrolle von Hämatom, Schwellung und Verletzung
- zerebrale Angiografie
- Laboruntersuchungen: vollständiges Blutbild, klinische Chemie und Gerinnung

- Urinanalyse zur Bestimmung des spezifischen Gewichts
- Einschätzung mit Glasgow-Koma-Skala
- Kontrolle von Augenbewegungen, Pupillen, Kornealreflexen, Atemfunktion, Vitalzeichen

Management

- Stabilisierung der Herz- und Atemfunktion zur Gewährleistung einer adäquaten Hirndurchblutung; Erhalt von optimalen Blutgaswerten und Sauerstoffsättigung; Kontrolle von Sauerstoffsättigung und Atmung
- Überwachung des ICP, ↑ ICP vermeiden; Berechnung des CPP (sollte > 70 mmHg sein)
- häufige Beurteilung des neurologischen Status anhand der Glasgow-Koma-Skala
- Patienten leicht sedieren, ggf. Barbiturate einsetzen; Unruhezustände mildern; Schmerzkontrolle (Analgetika)
- ggf. Gabe von osmotischen Diuretika
- zur Senkung des Hirndrucks Patienten gegebenenfalls auf Kraniotomie vorbereiten
- Kontrolle der sensorischen und motorischen Funktionen
- Temperaturkontrolle, auf Hypo- und Hyperthermie achten (cave: Fieber, Meningitis)
- Vermeidung von Krampfanfällen, Reize minimieren und exzessives Absaugen vermeiden
- EKG-Monitoring, auf Herzrhythmusstörungen achten
- auf ausgeglichenen Flüssigkeits- und Elektrolythaushalt achten, Flüssigkeitsbilanzierung

- Kopf und Hals in neutraler Position ausrichten; Hals nicht drehen oder beugen
- Kopfteil des Bettes hochstellen
- Patienten ausreichend oral oder enteral ernähren; Hautkontrolle und Hautpflege

Subarachnoidalblutung/ Hämorrhagischer Insult

Bei einer Subarachnoidalblutung kommt es zu einer Einblutung in den Subarachnoidalraum zwischen Arachnoidea und Pia mater. Die Subarachnoidalblutung ist ein medizinischer Notfall.

Pathophysiologie

- Die Subarachnoidalblutung wird durch ein Hirnaneurysma (in der Regel im Bereich des Circulus arteriosus cerebri), ein Schädel-Hirn-Trauma, eine Hypertonie oder eine arteriovenöse Fehlbildung verursacht.
- Blut tritt schnell in den Subarachnoidalraum ein, verteilt sich anschließend in Gehirn und Rückenmark und führt zu einem ↑ ICP → Koma.

Klinik

- plötzliche, starke «Donnerschlag-Kopfschmerzen», die sich innerhalb von Sekunden bis Minuten entwickeln
- eingeschränkter Bewusstseinszustand, Verwirrtheit und Agitiertheit
- Nackensteife

- Übelkeit und Erbrechen
- Lichtscheu, Doppeltsehen, Visusverlust, Verschwommensehen und Störungen des Nervus oculomotorius (das betroffene Auge sieht nach außen und nach unten, Pupille ist geweitet und reagiert schwächer auf Licht)
- Lähmung, Hemiplegie
- positives Brudzinski- und Kernig-Zeichen
- Tinnitus, Schwindel, Vertigo und Hemiparese
- Müdigkeit, Fieber und Hypertonie
- Herzrhythmusstörungen (bis hin zum Herzstillstand)

Komplikationen

- erhöhter ICP
- Koma und Hirnstammherniation
- erneute Blutung
- zerebraler Gefäßspasmus
- Hyponatriämie (z. B. Folge von inadäquater ADH-Sekretion)
- Herzrhythmusstörungen und Myokardschädigung
- akuter Hydrozephalus
- Pneumonie, Lungenembolie und Ateminsuffizienz
- nach vorübergehender, neurogen bedingter Ischämie des Myokards kann es zu einer ungenügenden Herzkontraktion und zu einem Lungenödem kommen

Diagnostik

- CT oder MRT des Gehirns
- Transkranialdoppler

- Angiografie
- EKG
- Lumbalpunktion, wenn die CT-Untersuchung ergebnislos bleibt und der ICP nicht erhöht ist
- Hinweis auf eine Subarachnoidalblutung: der Liquor ist klar und farblos und enthält keine Organismen, sondern Eiweiß und Glukose
- zerebrale Angiografie

Management

- Beurteilung des neurologischen Status: Bewusstseinslage, Pupillenreaktion, -form, motorische und sensorische Funktion, Störungen im Bereich der Hirnnerven, Sprach- und Sehstörungen
- engmaschige Kontrolle von Blutdruck, Herz- und Atemfrequenz; neurologische Beurteilung anhand der Glasgow-Koma-Skala
- Kontrolle auf Kopfschmerzen und Nackensteife
- Intubation und maschinelle Beatmung, falls erforderlich; BGA-Kontrolle
- Blutdruckeinstellung mit Antihypertensiva; ICP-Monitoring
- Vorsichtsmaßnahmen bei Aneurysmen: Bettruhe, abgedunkelter und ruhiger Raum, reizarme und nicht belastende Umgebung, Kopfteil des Bettes auf 15°–30° erhöhen, keine Einläufe, Einschränkung von Besuchen
- Vermeidung von Pressen, Anstrengung, kräftigem Niesen und plötzlichem Beugen von Kopf und Hals; kein Koffein
- Gabe von Analgetika zur Schmerzkontrolle; Linderung der Angst

Triple-H-Therapie zur Vermeidung von Vasospasmen

- Anhebung des Blutvolumens (**H**ypervolämie) mit kolloidalen und kristallinen Lösungen, Ziel: ZVD 10–12 mmHg, pulmonaler Kapillardruck (PCP) 15–18 mmHg.
- **H**ämodilution («Blutverdünnung»), Ziel: Hämatokritwert 33 %–38 %.
- **H**ypertonie, Ziel: systolischer Blutdruck bei 160–200 mmHg, um Hirndurchblutung zu reduzieren.

Patienten auf Operation vorbereiten:

- chirurgische Behebung des Aneurysmas durch chirurgisches Clipping
- endovaskuläre Behandlung durch Coiling (Embolisierung des Aneuysmas mit einer sich aufrollenden Platinspirale).

Zerebrovaskulärer Insult/ Ischämischer Schlaganfall

Beim zerebrovaskulären Insult wird der Blutfluss zu einem Teil des Gehirns plötzlich unterbrochen. Dies kann durch eine Blutung verursacht werden (siehe Subarachnoidalblutung) oder ischämisch bedingt sein und zu einer Schädigung des Hirngewebes und zu neurologischen Defiziten führen. Der zerebrovaskuläre Insult wird auch Schlaganfall genannt.

Pathophysiologie

- Ursachen für einen zerebrovaskulären Insult sind Thrombose, Embolie, systemische Minderdurchblutung und Blutung.
- Bei einem zerebrovaskulären Insult ist der Blutfluss zum Gehirn gestört → ↓ O_2 - und ↓ Glukosetransport zum Gehirn → ischämische

Kaskade → Neurone können aerobe Atmung nicht aufrechterhalten → Wechsel zu anaerober Atmung → Ansammlung von Milchsäure → veränderter pH-Wert im Blut → Einstrom von intrazellulärem Kalzium und Anstieg von Glutamat → Zerstörung der Zellmembran → Schädigung von Zellmembran und Proteinen führt zur Bildung von freien Radikalen → Zellschaden und Zelltod → neurologische Funktionsstörungen.

- Bei infarktbedingten Läsionen bildet sich eine Zone des verminderten zerebralen Blutflusses (ischämische Penumbra) im Bereich des Infarktgebietes; diese ist eventuell reversibel.

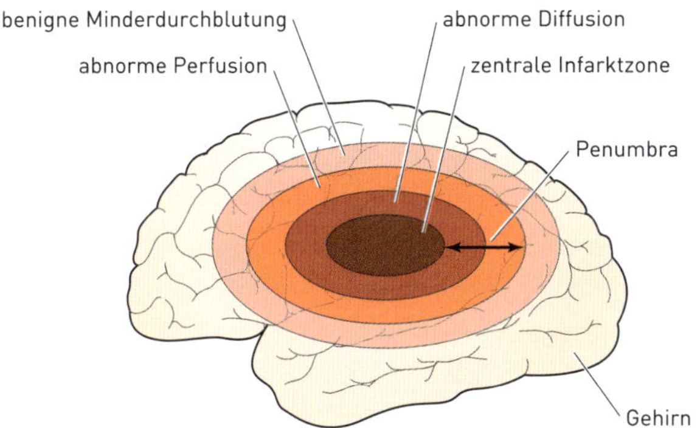

Abbildung 5.4: Ischämische Penumbra im Infarktgebiet

Klinik

- plötzlich einsetzende neurologische Defizite wie (einseitige) Lähmung (Hemiplegie, -parese) in Gesicht, Arm oder Bein, Verwirrtheit oder Schwierigkeiten beim Sprechen oder Verstehen von Gesprochenem, Sehstörungen (ein- oder beidseitig), Gangstörungen, Schwindel, Gleichgewichts- oder Koordinationsstörungen und starke Kopfschmerzen

- Weitere neurologische Untersuchungen können ein herabhängendes Oberlid (Ptosis), Schwäche der Augenmuskeln, einen verminderten Würge- und Schluckreflex, langsame Pupillenreaktion auf Licht, Störungen des Gesichtsfelds oder Gedächtnisstörungen zeigen.
- Taubheitsgefühle, vermindertes sensorisches oder Vibrationsempfinden, verändertes Geruchs- und Geschmacksempfinden, verändertes Hören, Nystagmus und Schluckstörungen
- veränderte Atem- und Herzfrequenz
- Unfähigkeit, den Kopf zu einer Seite zu drehen (Schwäche des Musculus sternocleidomastoideus)
- Unfähigkeit, die Zunge herauszustrecken und/oder von einer Seite zur anderen zu bewegen
- Aphasie (Störung des Sprechvermögens und des Sprechverständnisses trotz Funktionserhalt des Sprechapparates und des Hörens)
- Apraxie (Unfähigkeit, zweckmäßige Bewegungen auszuführen, trotz Funktionserhalt des Bewegungsapparates)
- Schwindel und Gleichgewichtsstörungen mit Gangstörungen, veränderter Bewegungskoordination und Abdriften des Arms
- Harn- und Stuhlinkontinenz

Komplikationen

- körperlich: Dekubitus, Infekte, Inkontinenz, Pneumonie, Krampfanfälle, Koma.
- emotional: Angst, Panikattacken, Affektlosigkeit, Depressionen, Rückzug, Schlafstörungen, Lethargie, Reizbarkeit, emotionale Labilität.

Diagnostik

- vollständiges Blutbild, klinische Chemie, Gerinnung, Fibrinogentest
- gegebenenfalls Drogenscreening und Kontrolle des Alkoholspiegels
- CT ohne Kontrastmittel oder MRT
- Duplexsonografie der A. carotis (Karotisstenose)
- transkranielle Dopplersonografie
- EKG, transthorakale oder transösophageale Echokardiografie, Langzeit-EKG (Arrhythmien)
- EEG, insbesondere bei Krampfanfällen
- BGA bei Hypoxie
- zerebrale Angiografie

Management

- thrombolytische Therapie, Lyse: Gabe von rt-PA (Plasminogenaktivator) innerhalb von 3 Stunden (teilweise auch 6 Std.) nach Auftreten der Symptome (bei abnormen Laborwerten, Blutungen, Hypertonie oder kürzlich durchgeführter Operation kontraindiziert), cave: Risiko einer intrakraniellen Blutung
- Gabe von Thrombozytenaggregationshemmer (Aspirin, Clopidogrel), wenn kein rt-PA gegeben wird
- bei einer Therapie mit Antikoagulanzien auf Blutungen achten
- Herstellung einer Hypothermie innerhalb von 12 Stunden nach Auftreten der Symptome durch intravenöse Infusion von z. B. kalter Kochsalzlösung, bis eine Körperkerntemperatur von 33 °C erreicht ist (siehe auch «Hypothermie» S. 102)
- Kontrolle und Überwachung der neurologischen und respiratorischen Funktionen, Sauerstoffgabe, Erhalt eines $paCO_2$ von 30–35 mmHg und eines $SpO_2 > 95$ %, eine Hypoxie ist zu vermeiden, Intubation je nach BGA

- ICP-Monitoring sowie Management von ↑ ICP und Hirnödem; Gabe von osmotischen Diuretika, Furosemid oder evtl. 3 %iger Kochsalzlösung, intravenöse Gabe von nicht-glukosehaltigen Lösungen
- Blutdruckabfall vermeiden, Anstreben eines leicht erhöhten Blutdrucks
- kontinuierliches EKG-Monitoring (evtl. Arrhythmien)
- Blutzuckerkontrolle (BZ sollte zwischen 80 und 110 mg/dl liegen) und ggf. Gabe von Insulin i.v.
- Behandlung und Kontrolle von Fieber, Zieltemperatur < 37,5 °C
- engmaschige Kontrolle der Ein- und Ausfuhr, Flüssigkeitsbilanz
- Vermeidung von Krampfanfällen, eventuell Gabe von Antikonvulsiva
- evtl. enterale Sondenernährung; Aspiration vermeiden, Kopfteil des Bettes auf 30 ° erhöhen

Chirurgische Maßnahmen

- Karotisendarteriektomie oder Angioplastie und Stenteinlage in die A. carotis
- mechanische Thrombektomie zur Entfernung des betreffenden Thrombus

Rückenmarksverletzung

Rückenmarksverletzungen können in vollständige (Verlust der willkürlichen sensorischen und motorischen Funktionen unterhalb der Verletzungsstelle aufgrund einer Durchtrennung des Rückenmarks) oder unvollständige (Erhalt einiger sensorischer und motorischer Funktionen unterhalb der Verletzungsstelle aufgrund einer teilweisen Durchtrennung des Rückenmarks) Verletzungen unterteilt werden. Am häufigsten sind Rückenmarksverletzungen in Höhe von C4–C7, T12 und L1 lokalisiert.

Ursachen sind:

- stumpfe Gewalteinwirkung
- penetrierende Verletzung
- Spondylarthritis
- chronische Polyarthritis
- spinale Abszesse und Tumoren, insbesondere Lymphome und multiple Myelome.

Pathophysiologie

- Entzündungsprozess → Ödem im Verletzungsgebiet → ↑ interstitieller Druck → ↓ Blutfluss zum Rückenmark; Verteilung des Ödems eher nach oben und unten als seitwärts.
- Ischämie, Hypoxie und Ödem → Gewebsnekrose und Zellmembranschädigung → Zerstörung von Myelin und Axonen → Absterben von Neuronen.
- Freisetzung von Noradrenalin, Histamin und Prostaglandinen → Vasokonstriktion → ↓ zelluläre Perfusion.

Klinik

- anfangs spinaler Schock: schlaffe Lähmung mit verminderten oder fehlenden Reflexen
- partieller oder vollständiger Verlust der motorischen Funktion unterhalb der Verletzungsstelle (keine willkürlichen Bewegungen, kein Widerstand gegen die Schwerkraft)
- partieller oder vollständiger Verlust der sensorischen Funktion unterhalb der Verletzungsstelle (Verlust der Empfindung von Berührung, Temperatur, Schmerzen und Lage)

- anfangs ↑ Herzfrequenz → Bradykardie; anfangs ↑ Blutdruck → ↓ Blutdruck
- akute Schmerzen im Rücken oder Nacken, die eventuell entlang der Nerven ausstrahlen
- abnorme Muskeleigenreflexe und perianale Reflexaktivität
- Verlust des vasomotorischen Tonus unterhalb der Verletzungsstelle
- Verlust der sensorischen, motorischen und Muskeleigenreflexe unterhalb der Verletzungsstelle
- Rückstau von Lungensekret, ↓ Vitalkapazität, ↑ $paCO_2$, ↓ O_2 → Ateminsuffizienz und Lungenödem
- Harn- und Stuhlinkontinenz mit Harnverhalt und vergrößerter Blase
- paralytischer Ileus mit Obstipation
- Verlust der Temperaturkontrolle → Hyperthermie
- bei Männern schmerzhafte Dauererektion des Penis ohne sexuelle Erregung (Priapismus)

Diagnostik

- Röntgenaufnahmen von Schädel, Hals, Thorax, Lenden- und Kreuzbeinbereich sowie des Dens axis
- CT, MRT
- Myelografie

Management

- Beurteilung der motorischen und sensorischen Funktionen und der Muskeleigenreflexe
- Beurteilung des neurologischen Status, Bewusstseinszustand und Pupillenreaktion

- Untersuchung auf geschlossenes Schädel-Hirn-Trauma
- Körper und Wirbelsäule in neutraler Position ausrichten, evtl. Lagerung im Drehbett
- Überwachung der Atemfunktion (cave: Hypoventilation, fehlender Hustenmechanismus, Aspiration), Kontrolle von BGA und Sauerstoffsättigung, Gabe von O_2 über Nasensonde oder Maske, je nach Blutgaswerten evtl. maschinelle Beatmung
- vorsichtiges Absaugen → Stimulation des Nervus vagus → Reflexbradykardie → Asystolie
- EKG- und Vitalzeichen Monitoring aufgrund möglicher Herzrhythmusstörungen, insbesondere Bradykardie (evtl. Schrittmacher erforderlich) und Hypotonie
- intermittierende Katheterisierung der Harnblase oder vorübergehendes Legen eines Blasendauerkatheters aufgrund von Harnverhalt, Blasenüberdehunung oder Harnrückstau
- frühzeitiges Legen einer Magensonde zur Vermeidung von Erbrechen und Aspiration wegen Magenatonie
- parenterale oder enterale Ernährung, evtl. non per os in den ersten Stunden
- Hautpflege und Dekubitusprophylaxe
- Vermeidung und Behandlung von Blasenspasmen
- Vermeidung von Obstipation (evtl. Magenatonie, paralytischer Ileus) durch Abführmittel, Einläufe
- Ulkusprophylaxe
- Vermeidung einer autonomen Dysreflexie
- Flüssigkeits- und Elektrolytzufuhr intravenös
- evtl. Gabe von Methylprednisolon bis zu 8 h nach Eintritt der Verletzung (30 mg/kg i.v. über 15 Minuten danach Dauerinfusion von

5,4 mg/kg/h über 24–48 Stunden; Schema nach NASCIS Studie, NASCIS = National Acute Spinal Cord Injury Studies)

- Aufrechterhalten einer suffizienten Ventilation und hämodynamische Stabilisierung
- Vermeidung von Sepsis und Infektionen (Atemwege, Harnwege und Wunden)
- für psychische Unterstützung von Patienten und Angehörigen sorgen
- Vorbereitung des Patienten auf chirurgische Maßnahmen zur Reposition von Wirbelfrakturen oder -dislokationen und zur Dekompression des Rückenmarks (Reposition von Frakturen und Traktion mit Zangen, Schienen, Halofixateur oder Extensionsvorrichtungen)

Autonome Dysreflexie/Hyperreflexie

Ein Stimulus führt zu einer gesteigerten Reaktion des sympathischen Nervensystems unterhalb der Rückenmarksverletzung und zu einer systemischen Vasokonstriktion → Bradykardie, Hypertonie, Gesichts- und Halsrötung oberhalb der Verletzungsstelle, verbunden mit blasser, kalter Haut an Körperstamm und Extremitäten (unterhalb der Verletzungsstelle), Schwitzen, Angst, pochenden Kopfschmerzen, Nasenschleimhautschwellungen, Gänsehaut, Verschwommensehen, Atemproblemen, erhöhter Spastizität und Brustschmerzen. Diese Überreaktion kann zu zerebrovaskulärem Insult, Nierenversagen, Vorhofflimmern, Krampfanfällen und akutem Lungenödem führen.

Ursachen

- gedehnte Harnblase oder Blasenspasmen (häufigste Ursache), Harnwegsinfekt
- Obstipation, Koprostase (Kotstau)

- Stimulation des Analreflexes (Stimulation der Haut im Bereich des Anus führt zu einer Kontraktion des Sphinkters)
- Entbindung
- Temperaturveränderungen
- akute Schmerzen
- Dekubitus
- enge Kleidung
- eingewachsene Zehennägel

Management

- Patienten aufsetzen und engmaschig Vitalzeichen kontrollieren
- enge Kleidung oder Geräte (evtl. Blutdruckmanschette) lockern
- falls Patient ohne Blasendauerkatheter, Blase auf Hochstand ertasten → Katheter legen
- bei liegendem Blasenkatheter überprüfen, ob der Katheter abgeknickt oder verstopft ist, eventuell Blasenspülung
- auf Koprostase achten, Gabe von Laxanzien
- Kontrolle der Haut auf Druckgeschwüre und Hautreizungen
- bei einem systolischen Blutdruck von > 150 mmHg Gabe von Antihypertensiva
  - das Schwitzen lässt nach oder hört auf
  - in der Regel sinkt der Blutdruck sofort; bei sehr hohem Blutdruck kann es allerdings ca. 1 Stunde dauern, bis dieser abfällt.

Neurogener Schock

Störung der nervalen Kontrolle der Kreislaufregulation → Vasokonstriktion sowie weitgestellte und mit Blut gefüllte Venen («venöses Pooling») → ↓ Blutdruck, ↓ systemischer vaskulärer Widerstand, ↓ Herzfrequenz, ↓ HMV, ↓ Atemfrequenz, warme Haut und rote Schleimhäute → ↓ Blutfluss zu den lebenswichtigen Organen → Organschädigung und Ischämie. Zur Behandlung zählt die Gabe von Vasopressoren.

Myasthenia gravis pseudoparalytica

Die Myasthenia gravis pseudoparalytica ist eine neuromuskuläre Autoimmunerkrankung, die Muskelschwäche und eine schnelle Ermüdbarkeit der Skelettmuskulatur verursacht.

Pathophysiologie

Antikörper blockieren die Acetylcholinrezeptoren an der motorischen Endplatte → Hemmung von Acetylcholin → Hemmung der Muskeldepolarisation → ↓ Übertragung von Nervenimpulsen → ↓ Muskelkontraktion (auch des Zwerchfellmuskels) → ↓ Vitalkapazität und Ateminsuffizienz.

Klinik

- Muskelschwäche, die bei Aktivität zunimmt und in Ruhe nachlässt. Augenmuskelschwäche, herabhängendes Oberlid (Ptosis), Doppeltsehen und Unfähigkeit, den Blick nach oben gerichtet zu halten
- Schwäche in den Extremitäten; schwache axiale, bulbäre und/oder Atemmuskulatur
- Betroffen sind vor allem Muskeln, die mit dem Kauen, Sprechen, Schlucken (Dysphagie), Atmen und mit Hals- und Extremitätenbewegungen verbunden sind. Unfähigkeit, den Mund zu schließen und das Kinn anzuheben.

- verwaschene Sprache, Halsmuskelschwäche mit ruckartigen Kopfbewegungen
- Schwäche von Zwerchfell und Zwischenrippenmuskeln → Dyspnoe, Schwierigkeiten abzuhusten, bis hin zur Ateminsuffizienz.
- Krisen können durch Fieber, Infektionen, Verletzungen, extreme Temperaturen, Nebenwirkungen von Medikamenten oder emotionale Belastungen ausgelöst werden.

Diagnostik

- Prüfung der Muskelermüdbarkeit
- Nachweis von Acetylcholinrezeptor Antikörper im Blut
- Edrophoniumchlorid-Test (Simpson Test): Gabe von Tensilon (kurzfristiger Cholinesterasehemmer); vorübergehendes Nachlassen der Gesichtsmuskelschwäche und Ptosis sowie eine verbesserte Muskelkraft erkennbar: Hinweis auf das Vorliegen einer Myasthenia gravis. Atropin, EKG-Monitoring und Notfallausrüstung bereithalten.
- Eisbeuteltest: Auflegen einer Eiskompressen auf ein herabhängendes Oberlid; Nachlassen der Ptosis ist ein Hinweis auf die Erkrankung
- Einzelfaser-Elektromyogramm und wiederholte Nervenstimulation
- Schilddrüsen- und Lungenfunktionstests
- CT oder MRT zur Feststellung eines Thymoms

Management

- Beurteilung und Überwachung von Atmung und Sauerstoffsättigung (Lungenfunktionstests, BGA)
- maschinelle Beatmung bei einer Lähmung der Atemmuskulatur
- Vermeidung von Aspiration und Pneumonie; cave: Dysphagie

- Vermeidung von Sedativa und Anxiolytika
- Plasmapherese zur Behandlung bei Krankheitsverschlimmerung
- Gabe von Immunsuppressiva und Glukokortikoiden
- Gabe von Cholinesterasehemmern (z. B. Neostigmin)
- evtl. Patienten auf Thymektomie vorbereiten (falls der Verdacht auf ein Thymom, das an der Bildung der Antikörper beteiligt ist, besteht).

Guillain-Barré-Syndrom

Das Guillain-Barré-Syndrom ist eine akute entzündliche Erkrankung, die durch eine Autoimmunreaktion eine Entmarkung (Demyelinisation) der unteren motorischen Neurone des peripheren Nervensystems verursacht. Als Ursache wird eine vorausgegangene Virusinfektion angesehen.

Pathophysiologie

- Autoimmunreaktion → Zerstörung der Myelinscheide → Beeinträchtigung der Übertragung von Nervensignalen → Verlangsamung von Nervensignalen → Schwäche in den Extremitäten → aufsteigende Lähmung → vollständige Lähmung.
- Zwerchfelllähmung → Ateminsuffizienz.
- Bei einer leichten Form kann möglicherweise erneut Myelin gebildet werden.

Klinik

- Atemwegs- oder gastrointestinale Infektion 10 bis 14 Tage vor Auftreten der neurologischen Symptome

- Die Muskelerschlaffung kann zu einer symmetrisch aufsteigenden Lähmung fortschreiten. Diese beginnt innerhalb von Stunden oder Tagen in den Beinen und steigt bis zu Armen und Gesicht auf (mit oder ohne Taubheitsgefühlen oder Kribbeln).
- Verlust der Muskeleigenreflexe (Areflexie)
- Schwierigkeiten bei Augenbewegungen; Doppeltsehen
- Schluckstörungen, vermehrter Speichelfluss
- Verlust von Schmerz- und Temperaturempfinden
- Verlust des Lagesinns
- Sinustachykardie oder Bradykardie und Herzrhythmusstörungen
- orthostatische Hypotonie; Hypertonie
- kein Fieber
- übermäßiges Schwitzen
- Krampfanfälle
- Stuhl- und Harnverhalt oder Inkontinenz
- Veränderungen von Vitalkapazität und negativer inspiratorischer Kraft (negative inspiratory force) → Atemstillstand
- vermehrtes Lungensekret
- erhöhte Eiweißkonzentration im Liquor
- Syndrom der inadäquaten ADH-Sekretion (SIADH)
- mögliche bleibende Schäden nach der akuten Phase

Diagnostik

- Lumbalpunktion und Liquoranalyse
- Elektromyografie und Untersuchungen der Nervenleitungsgeschwindigkeit
- vollständiges Blutbild, Lungenfunktionstests und BGA

Management

- Beurteilung der Atmung und BGA
- frühzeitige Unterstützung der Atmung, eventuell maschinelle Beatmung oder Tracheostomie
- Beurteilung der neurologischen Funktionen; Beginn der Untersuchung an den Beinen
- EKG- und kardiovaskuläre Überwachung und Stabilisierung
- evtl. Legen eines Blasendauerkatheters
- enterale und unterstützende Ernährung
- Durchführung von aktiven und passiven Bewegungen; Physio- oder Ergotherapie (cave: neuropathische Schmerzen)
- Gabe von Analgetika, evtl. Antieleptika und Antidepressiva
- ggf. Gabe von Kortikosteroiden
- intravenöse hochdosierte Gabe von Immunglobulinen
- Plasmapherese
- Kurz- und Langzeitrehabilitationsmaßnahmen
- Beratung von Patient und Angehörigen

Bakterielle Meningitis

Die bakterielle Meningitis ist eine Entzündung der Hirn und Rückenmarkshäute.

Pathophysiologie

- Bakterien gelangen über den Blutstrom ins ZNS und passieren die Blut-Hirn-Schranke oder gelangen über penetrierende Verletzungen, invasive Maßnahmen, Karzinome, bestimmte Drogen/Medikamente oder einen rupturierten Hirnabszess direkt in den Blutstrom; Infektion der oberen Atemwege → Bakterien im Nasen-Rachenraum → Bakterien im Blutstrom → Bakterien im Liquor des Subarachnoidalraums und in der Pia Arachnoidea → Bakterien in den Meningen.

- Eitriges Exsudat → haftet sich an die Hirnhautschichten → verschließt den Liquorabfluss→ Gefäßstauung und Obstruktion → Funktionsstörungen der Hirnnerven → Hyperämie der Blutgefäße der Meningen, Ödem des Hirngewebes, ↑ Liquor, ↑ Leukozytenzahl im Subarachnoidalraum → akuter Hydrozephalus und Krampfanfälle.
- Abnorme Stimulation des Hypothalamus → übermäßige Produktion von ADH → Wasserretention.

Klinik

- Möglicherweise Symptome einer Infektion der oberen Atemwege vor der meningealen Reizung → starke und hartnäckige Kopfschmerzen, Übelkeit, Erbrechen, Fieber und Schüttelfrost, Nackensteife, Reizbarkeit, Unwohlsein, Unruhe, Myalgie und Tachykardie.
- Lichtempfindlichkeit und Zeichen eines ↑ ICP
- Gedächtnisprobleme, Bewusstseinseinschränkungen, Desorientiertheit bezüglich der eigenen Person, Raum und Zeit, abnorme Augenbewegungen → Koma, Delir und Krampfanfälle
- Meningismus
- Kernig-Zeichen: Unfähigkeit, bei im Hüftgelenk gebeugtem Oberschenkel das Bein im Knie zu strecken.
- Brudzinski-Zeichen: Beugung der Beine in den Hüft- und Kniegelenken bei Anheben des Kopfes.
- Lasègue-Zeichen: Schmerzen an der Rückseite des Beines, wenn das im Knie gestreckte Bein in der Hüfte gebeugt wird.

Komplikationen

- septische Embolie und septischer Schock mit vaskulären Funktionsstörungen oder disseminierte intravasale Gerinnung (DIC)
- Flüssigkeits- und Elektrolytstörungen
- Krampfanfälle und Hemiparese
- Funktionsstörungen der Hirnnerven III, IV, VI, VII, VIII
- Hydrozephalus und Hirnödem
- ↑ ICP → zerebrale Herniation

Diagnostik

- Lumbalpunktion, Liquorkulturen, Liquoruntersuchungen, ↑ Eiweiß, ↓ Glukose, Messung des Liquordrucks
- vollständiges Blutbild, insbesondere ↑ Leukozytenzahl
- Anlage von Blutkulturen
- Elektrolyte im Serum (insbesondere Natrium → Verdünnungshyponatriämie)
- CT oder MRT bei ↑ ICP (Hirnabszess oder Hydrozephalus)

Management

- Isolation des Patienten solange, bis der Erreger im Nasen-Rachenraum nicht mehr nachweisbar ist (in der Regel 24 Stunden nach Beginn einer Antibiotikatherapie)
- Pflege mit Schutzkleidung nach hygienischen Standards bei Infektionen
- Schaffen einer reizarmen, ruhigen Atmosphäre, gedämpftes Licht
- engmaschige Kontrolle von neurologischem Status, Hirnnervenfunktion und Vitalzeichen

- Kontrolle von Pupillen, Bewusstseinszustand und motorischer Funktion
- Beurteilung der vaskulären Funktion auf Zeichen einer septischen Embolie
- Gabe von Kortikosteroiden zur Entzündungshemmung
- Gabe von Antikonvulsiva bei Krampfanfällen
- ggf. Gabe von Antipyretika
- Gabe von Analgetika
- Gabe von hyperosmolaren Lösungen bei Hirnödem
- chirurgische Shuntanlage bei Hydrozephalus
- antibiotische Therapie (z.B. Cefotaxim, Ceftazidim, Ceftriaxon, Vancomycin, Meropenem)

Liquoranalyse, Gramfärbung und Auswertung der Kulturen zur Feststellung der Antibiotikaempfindlichkeit.

Anfallsleiden

Bei einem Anfallsleiden handelt es sich um eine vorübergehende, plötzlich einsetzende, übermäßige und unkontrollierte elektrische Entladung von Nervenzellen der Hirnrinde. Der Status epilepticus ist durch aufeinanderfolgende epileptische Anfälle gekennzeichnet und ist ein medizinischer Notfall.

Pathophysiologie

Wiederholte Depolarisation von hyperaktiven, hyperempfindlichen Hirnzellen → abnorme elektrische Aktivität im Gehirn.

Risikofaktoren für ein Anfallsleiden sind:

- Epilepsie
- Drogen- oder Alkoholmissbrauch
- Toxizität von Medikamenten
- nicht lang zurückliegende Kopfverletzung
- Infektion
- Kopfschmerzen
- akute Stoffwechselstörungen (Hypoglykämie, Hyponatriämie, Hypokalzämie, Nierenversagen)
- zerebrovaskulärer Insult
- ZNS-Infektion (Meningitis, Enzephalitis)
- ZNS-Verletzung oder ZNS-Tumor
- Hypoxämie
- Fieber (bei Kindern)
- Hypertonie
- allergische Reaktion
- Eklampsie.

Klinik

- einfaches Starren bis hin zu lang andauernden Konvulsionen
- kurze Amnesie, Sensationen von Funkeln oder Blitzen oder Empfinden eines unangenehmen Geruchs
- motorische, sensorische, autonome, emotionale oder kognitive Beeinträchtigungen
- Aura (visuelle, olfaktorische, gustatorische, akustische Halluzinationen) und Tachykardie vor dem Krampfanfall

- Bewusstseinsstörungen, -verlust, Verwirrtheit oder Benommenheit
- tonische oder klonische Bewegungen
- Déjà-vu- oder Jamais-vu-Erlebnisse (Jamais-vu-Erlebnis: eine vertraute Situation wird von der Person als völlig fremd empfunden)
- postiktale Müdikeit, Verwirrung, Muskelkater

Symptome und Zeichen eines Anfallsleidens sind von der Art des Anfalls abhängig.

Komplikationen

- Lungenödem
- Aspiration
- Herzrhythmusstörungen
- Hyper- oder Hypotonie
- Hyperthermie
- Hyper- oder Hypoglykämie
- Hypoxie
- Dehydratation
- Myoglobinurie
- Mund- oder Muskel-Skelett-Verletzungen

Diagnostik

- EEG
- CT, MRT zum Ausschluss von Hirnverletzungen
- Screening zum Ausschluss einer Drogen- oder Alkoholintoxikation
- Bestimmung von Elektrolyten, Harnstoff, Kalzium, Magnesium und Glukose im Serum
- vollständiges Blutbild

- EKG zur Feststellung von Herzrhythmusstörungen
- BGA, Pulsoxymetrie

Management

- Gabe von schnell wirksamen (z. B. Lorazepam, Diazepam) oder/und lang wirksamen (z. B. Phenytoin, Phenobarbital, Propofol, Midazolam) Antikonvulsiva
- Anamnese (Feststellung von auslösenden Faktoren, Art des Anfalls und vorangehender Aura, Fallbeschreibung von Patient/Angehörigen)
- Beobachtung und Vermeidung von anfallsauslösenden Situationen und Faktoren
- Gewährleistung der Patientensicherheit (Polsterung von Bettgittern, Bett niedrig stellen)
- Oropharyngeal-, Nasopharyngeal- oder Endotrachealtubus am Bett bereitlegen
- Maßnahmen während eines Krampfanfalls:
  - Beobachtung von Anfallart, Ausgangspunkt und Ausbreitung der Krampfaktivität
  - Dokumentation der Anfallslänge
  - Dokumentation von Automatismen wie Lippenschmatzen und wiederholtes Schlucken
  - Beurteilung des Bewusstseinszustands; Kontrolle auf Stuhl- und Harninkontinenz sowie Zungenbisse
  - Patienten nicht fixieren
  - Patienten nicht Mund zu Mund beatmen, wenn der Kiefer verkrampft ist
  - keinen Zungenspatel verwenden
  - Atemwege während des Krampfanfalls freihalten.

- Maßnahmen während der postiktalen Phase:
  - engmaschige Kontrolle der Vitalzeichen, EKG-Monitoring
  - Überwachung von Sauerstoffsättigung und Atmung (BGA, SpO_2, Atemgeräusche)
  - Patienten auf der Seite lagern; O_2-Gabe, bei Bedarf absaugen
  - Orientiertheit und Sprechfähigkeit prüfen; in der Regel schläft der Patient nach einem Anfall
  - Dokumentation von Kopfschmerzen und Zeichen eines erhöhten ICP
  - Kontrolle von Pupillengröße, Augenabweichungen und Reaktion auf akustische Reize und Berührungen
  - Dokumentation von Lähmungserscheinungen oder Schwäche in Armen oder Beinen.

6. Gastrointestinaltrakt

Akute gastrointestinale Blutung

Ursachen für obere gastrointestinale Blutung:

- Ulcus ventriculi oder Ulcus duodeni (auch Stressulzera), eventuell durch die Einnahme von nichtsteroidalen Antiphlogistika (NSAID, NSAR)
- Ulcus pepticum, Gastritis oder Ösophagitis
- ösophagogastrale Varizen
- Schleimhauteinrisse bei Mallory-Weiss-Syndrom
- Neoplasmen
- Lebererkrankungen.

Ursachen für untere gastrointestinale Blutung:

- Divertikulose
- infektiöse Kolitis
- Darmkrankheit oder Darmverletzung
- Neoplasmen
- Hämorrhoiden oder anorektale Erkrankungen.

Pathophysiologie

- Verengung von peripheren Arterien → ↓ Blutfluss zu Haut und Nieren → Niereninsuffizienz → ↓ Blutfluss zum GI-Trakt → Mesenterialinsuffizienz → Darminfarkt und Lebernekrose. ↓ Blutfluss zu den Koronararterien → Myokardinfarkt, Lungenödem, Herzinsuffizienz und Herzrhythmusstörungen. ↓ Blutfluss zum Gehirn → Verwirrtheit, Angst, Unruhe, Stupor und Koma.

- Akute massive GI-Blutung → ↓ Blutvolumen → ↓ HMV → ↓ Blutdruck, ↑ Herzfrequenz → hypovolämischer Schock und multiple Organfunktionsstörungen.
- Metabolische Azidose und Milchsäureansammlung → Anoxie und Ateminsuffizienz.

Klinik

- Hämatemesis: hellrotes, braunes oder kaffeesatzartiges Erbrechen
- Melaena: Teerstühle
- Hämatochezie: rötlich-brauner oder hellroter Stuhl
- Hypotonie: eventuell orthostatisch mit Schwindel, Ohnmacht
- Tachykardie, Blutdruckabfall, langsame Kapillarfüllung
- Herzrhythmusstörungen
- Tachypnoe, Kurzatmigkeit, Brustschmerzen
- Blässe, Angst, Verwirrtheit, Lethargie, Schwäche
- ↓ Urinausscheidung, ↑ Urinkonzentration
- ↑ Darmgeräusche, Durchfall
- Stupor und Koma bei großen Blutverlusten
- multiple Organfunktionsstörungen, bei starkem Blutverlust Zeichen eines hämorrhagischen Schocks

Diagnostik

- vollständiges Blutbild (Thrombozytenzahl) und Gerinnung
- klinische Chemie, Leberfunktionstests, Harnstoff, Kreatinin, Blutgruppe, Hämoglobin, Hämatokrit
- BGA
- abdominale Sonografie, Endosonografie
- Ösophagogastroskopie
- Koloskopie oder Sigmoidoskopie
- Notfallendoskopie
- Abdomenleeraufnahme

- Röntgen oder CT des Abdomens
- Bariumeinlauf, Kolonkontrasteinlauf
- radiologische Aufnahmen der GI-Blutung

Management

- Kontrolle von Vitalzeichen und Hämodynamik, auf ↓ Blutdruck, ↑ Herzfrequenz, ↓ ZVD und ↓ HMV achten
- EKG-Monitoring, auf Herzrhythmusstörungen achten
- Kontrolle von Atmung, BGA, Pulsoxymetrie; O_2-Gabe über Nasensonde, Maske oder maschinelle Beatmung, auf Zeichen von Hypoxie achten
- Legen einer Magensonde (Absaugen des Blutes)
- ggf. Magenspülung; Beurteilung und Dokumentation (ggf. hellrotes, kaffeesatzartiges Sekret) von Farbe und Menge des ablaufenden Sekrets. Bei aktiver Blutung bleibt der Patient nüchtern. Zufuhr von klaren Flüssigkeiten, wenn die Blutung stoppt.
- Kontrolle der Darmgeräusche; auf Druckschmerz oder geschwollenen Bauch achten
- intravenöser Blut- und Flüssigkeitsersatz, je nach Schweregrad des Schocks
- Dokumentation von Menge und Farbe des Stuhls; ggf. Stuhluntersuchung auf okkultes Blut
- Legen eines Blasendauerkatheters, Ein- und Ausfuhrkontrolle, Kontrolle des Flüssigkeits- und Elektrolythaushalts
- Gabe von Antazida, Histamin-H2-Rezeptorenblockern oder Protonenpumpenhemmern; evtl. Gabe von Misoprostol (Prostaglandinanalog), Anticholinergika oder schleimhautschützenden Wirkstoffen
- evtl. vorsichtige intravenöse Gabe von Vasopressin

- bei Koagulopathie (↑ PTT) Gabe von Vitamin K und gefrorenem Frischplasma (FFP)
- bei exzessiver Blutung und verminderter Fibrinolyse Gabe von Tranexamsäure
- bei vorhandenem *Helicobacter pylori* wird ein spezifisches Medikamentenprotokoll angeordnet
- Unterstützung von Patienten und Angehörigen
- Schmerzmanagement, Angstlinderung, evtl. Sedierung
- Vorbereitung des Patienten auf mögliche endoskopische oder chirurgische Verfahren:
  - endoskopische Blutstillung (Laser- und Kryotherapie, Injektionsbehandlung)
  - intraarterielle Embolisation
  - Vagotomie, Pyloroplastik, totale oder partielle Gastrektomie

Komplikationen

- Magendurchbruch → plötzlich einsetzende, starke generalisierte Bauchschmerzen mit Abwehrspannung und brettharter Bauchdecke
- vermindertes Herzminutenvolumen, hypovolämischer Schock
- Übelkeit, Erbrechen und Durchfall
- schlechter Ernährungszustand und Mangelerscheinungen; Aspiration
- Infektion, Fieber, ↑ Leukozytenzahl und ↑ Herzfrequenz

Ösophagusvarizen

Ösophagusvarizen sind erweiterte und gedehnte Venen (Varizen) in der Speiseröhre und eventuell auch im Magenfundus. Die Varizen treten am häufigsten infolge Pfortaderhochdruck aufgrund einer Leberzirrhose auf.

Pathophysiologie

Geschädigte Leberstruktur und gestörte Leberfunktion → ↑ Widerstand des Blutfluss in der Pfortader und unteren Hohlvene sowie ↑ Druck in der Leber → ↑ Pfortaderdruck (portale Hypertension) → Bildung von Umgehungskreisläufen von der Leber zu den Venen von Ösophagus, Milz, Darm und Magen → geschwollene und geweitete Blutgefäße → ösophagogastrale Varizen → Ruptur → massive Blutung → ↑Ammoniak, Leberkoma → ↑ Mortalität.

Klinik

- (schwallartiges, massives) Bluterbrechen (Hämatemesis)
- Tachykardie, ↓ Blutdruck, kalte und feuchte Haut, verminderte Urinausscheidung
- hellroter bis schwarzer Stuhl (Melaena)
- Bauchschmerzen und Schwäche
- weitere Zeichen einer oberen GI-Blutung
- Dysphagie

Diagnostik

- vollständiges Blutbild, klinische Chemie und Leberenzyme
- Thrombozytenzahl, PT/PTT und Fibrinogen

- Blutgruppenbestimmung und Kreuzprobe für mögliche Bluttransfusionen
- Gastroskopie
- Leberbiopsie
- Splenoportografie oder Zöliakografie

Management

- Management wie bei Patienten mit GI-Blutung
- Antibiotikagabe zur Vermeidung bzw. Kontrolle einer Infektion
- Nahrungsergänzung
- evtl. Gabe von Somatostatin
- vorsichtige intravenöse Gabe von Vasopressin → cave: evtl. Myokard- oder Mesenterialischämie und Infarkt aufgrund der Vasokonstriktion
- Einführung einer ösophagogastralen Ballontamponade
- Vorbereitung des Patienten für endoskopische Sklerosierung
- Vorbereitung des Patienten auf endoskopische Varizenligatur oder Anbringen von Hämoclips
- Vorbereitung des Patienten auf einen transjugularen intrahepatischen portosystemischen Shunt (TIPS)
- Vorbereitung des Patienten auf das Legen eines portakavalen, mesokavalen oder splenorenalen Shunt, falls Blutung konservativ nicht beherrschbar

Ösophagogastrale Ballontamponade

- Die ösophagogastrale Ballontamponade wird zur Kontrolle einer Ösophagusvarizenblutung genutzt. Dazu wird eine Sengstaken-Blakemore-Sonde gelegt. Die Linton-Nachlas-Sonde wird für die isolierte Magenblutung (Magenvarizen) verwendet. Die Ballons üben direkten Druck auf die Varizen aus und stoppen die Blutung.

- Die Sengstaken-Blakemore-Sonde hat 3 Lumen: eines zur Aspiration von Magensekret, eines zum Aufblasen des Ösophagusballons und eines zum Aufblasen des Magenballons.
  - Der Ösophagusballon wird aufgeblasen, bis ein Druck von 25–35 mmHg erreicht ist.
  - Der Magenballon wird mit 100–150 ml Luft gefüllt (oder wie vom Hersteller angegeben).
  - Zur Gewährleistung einer ausreichenden Kompression kann die Sonde mit einem Zuggewicht von circa 250 g versehen werden.

Management bei liegender Sonde

- Röntgen-Kontrolle der Sondenlage
- regelmäßige Kontrolle der Atmung (cave: verrutschte Sonde oberhalb des Ballons kann zu Dyspnoe, Aspiration und Ersticken führen)
- Scheren am Bett bereitlegen, um die Ballons durchzuschneiden, wenn die Atemwege verengt sind
- engmaschige Druckkontrolle, cave: Durckulzera
- Patienten halb sitzend oder auf der linken Seite lagern
- häufige Mund- und Nasenpflege, Patienten häufig oral absaugen
- Kontrolle von Magen- und Ösophagussekret. Luft aus den Ballons kann alle 8 bis 12 Stunden abgelassen werden, um Speiseröhre und Magen zu dekomprimieren. Auf Blutungen achten.
- Die Luft muss zuerst aus dem Ösophagusballon entfernt werden, bevor sie aus dem Magenballon abgelassen wird, um eine Migration des Ösophagusballons nach oben und damit einen Verschluss der Atemwege zu vermeiden.
- Zur Beendigung der Tamponadenbehandlung wird der Ballondruck in der Speiseröhre schrittweise vermindert. Engmaschig auf Blutun-

gen achten. Tritt keine Blutung mehr auf, wird die Luft aus dem Magenballon gelassen; kommt es innerhalb der folgenden 4 Stunden zu keiner Blutung, kann die Sonde entfernt werden. Weiterhin auf Blutungszeichen achten.

Komplikationen

- Schleimhautdefekte und Ruptur des Ösophagus
- Aspiration
- Verrutschen des Ballons
- Gewebsschädigungen, Nekrosen an Nase, Ösophagus, Magen

Leberversagen

Ein Leberversagen tritt dann auf, wenn 60 % der Leberzellen ausfallen. Es kann chronisch oder akut sein und zu einer hepatischen Enzephalopathie führen.

Ursachen des Leberversagens:

- Leberzirrhose
- Hepatitis A, Hepatitis B, Hepatitis C und Epstein-Barr-Virus
- Missbrauch von Alkohol, Drogen, Arzneimitteln, Umweltgiften, anderen Toxinen
- maligne Erkrankungen
- Minderdurchblutung der Leber
- Stoffwechselstörungen: Reye-Syndrom, Wilson-Krankheit
- Mangelernährung, Diabetes mellitus, chronische Cholestase, Hypertriglyzeridämie
- postoperativ nach Jejunum-Ileum-Bypass, partieller Hepatektomie, fehlgeschlagener Lebertransplantation.

Pathophysiologie

- Schwerwiegende Leberschädigung durch eine Nekrose oder ungenügende Blutversorgung → Anhäufung von toxischen Substanzen im Blut.
- Gestörte Bilirubinkonjugation, ↓ Gerinnungsfaktoren, ↓ Glukosesynthese, ↓ Laktat-Clearance → Ikterus, Koagulopathien, Hypoglykämie und metabolische Azidose.
- Verminderte Anzahl von Makrophagen in der Leber → ↑ Infektionsrisiko und Milzvergrößerung.
- Verminderte Albuminsynthese, Flüssigkeits- und Elektrolytstörungen, akuter Pfortaderhochdruck → Aszites.
- Ineffektiver Fettstoffwechsel → ↓ Produktion von Gallensalzen.
- Zirrhose: Ersatz von gesundem Lebergewebe durch Bindegewebe.
- Fettlebererkrankung: Ersatz von gesundem Lebergewebe durch Fettzellen.

Klinik

- Ikterus, Aszites, Ödem und Pruritus
- Mangelernährung, Übelkeit, Erbrechen und Appetitlosigkeit
- Schwäche, Müdigkeit und Verwirrtheit
- Hyperventilation, respiratorische Alkalose, Dyspnoe, Pleuraerguss und Hypoxämie
- Hypokaliämie und Hypo- oder Hypernatriämie
- Palmarerythem, Spider naevi und Hämatome
- Asterixis: Flattertremor (Patient streckt die Arme → ungewollte Beugebewegungen der Handgelenke nach unten)
- metabolische Azidose und Hypoglykämie

- Gallensteine, heller Stuhl und dunkler Urin
- Durchfall und Steatorrhoe (fettiger, schmieriger, faulig riechender Stuhl)
- hepatische Enzephalopathie: Schläfrigkeit, Verwirrtheit, Delir oder Koma, unangemessenes Verhalten, Foetor hepaticus (Mundgeruch nach frischer Leber oder Lehmerde)
- Lacklippen, -zunge

Diagnostik

- CT, Sonografie, Ösophago-, Gastro-, Duodenoskopie, Biopsie
- klinische Chemie, Bilirubin und Albumin
- Transaminasen ALAT (GPT), ASAT(GOT), Cholinesterase, AP, γ-GT
- vollständiges Blutbild und Thrombozytenzahl
- PT, PTT, Plasmin, Plasminogen, Fibrin und Fibrinspaltprodukte
- BGA
- Urinanalyse, Bilirubin und Urobilinogen im Urin

Management

- orale oder rektale Gabe von Laktulose; Gabe von Antibiotikum
- bei Aszites Gabe von Diuretika, Flüssigkeitsbilanz führen; Vorbereitung des Patienten auf eine Aszitespunktion
- Bauchumfang messen und Patienten täglich wiegen
- Kontrolle auf Herzrhythmusstörungen
- Stressulkusprophylaxe; Kopfteil des Bettes auf 20°–30° erhöhen; auf Zeichen einer GI-Blutung achten

- Gabe von Vitamin K und Thrombozyten; häufige Venenpunktionen vermeiden
- Temperaturkontrolle und evtl. Fieber behandeln
- Flüssigkeits- und Elektrolytstörungen korrigieren; Vermeidung und Korrektur einer Hypokaliämie, cave: Hypokaliämie → gesteigerte renale Ammoniakproduktion → Ammoniak passiert die Blut-Hirn-Schranke
- Vermeidung einer Infektion durch prophylaktische Antibiotikagabe
- Beurteilung von neurologischem Status, Bewusstseinszustand und Reaktion auf verbale und unangenehme Reize (Glasgow-Koma-Skala)
- Kontrolle auf Zeichen eines erhöhten ICP, evtl. Gabe von Mannit
- Kontrolle von Atmung, BGA und SpO_2; Korrektur einer Hyperkapnie und Hypoxämie durch O_2-Gabe oder maschinelle Beatmung
- evtl. Nierenersatztherapie bei Nierenversagen
- vorsichtige Gabe von Benzodiazepinen und anderen Sedativa, die die Symptome verschleiern könnten
- Maßnahmen zur Gewährleistung der Patientensicherheit; Orientierungshilfen geben
- evtl. kalte Waschungen, kühles Abduschen um Juckreiz zu mildern
- vorsichtige Medikamentengabe, Dosis den Ergebnissen der Leberfunktionstests anpassen
- eiweiß- und natriumarme Ernährung, ggf. eingeschränkte Flüssigkeitszufuhr, evtl. muss der Patient enteral oder vollständig parenteral ernährt werden, falls die orale Zufuhr nicht ausreicht
- Vermeidung eines intravaskulären Volumenmangels durch intravenöse Gabe von Flüssigkeiten (kolloidale und kristalloide Lösungen)
- Immobilität vermeiden; sorgfältige Hautpflege

- Kontrolle des Ammoniakspiegels (80–110 µg/dl oder 47–65 µmol/l [SI-Einheiten])
- Wohlbefinden fördern und Patienten psychisch unterstützen
- Patienten auf das Legen eines transjugularen intrahepatischen portosystemischen Shunts (TIPS) vorbereiten: Senkung des Pfortaderhochdrucks, Vermeidung von erneuter Varizenblutung und Aszites
- ggf. Patienten auf eine Lebertransplantation vorbereiten

Komplikationen

- Hirnödem, ↑ ICP und ↓ CPP
- Herzrhythmusstörungen und Koagulopathie
- Atemdepression, akute Ateminsuffizienz und Atemstillstand
- Sepsis und Kreislaufversagen
- akutes Nierenversagen
- Hypoxämie, metabolische Azidose und Elektrolytstörungen
- Hypoglykämie
- GI-Blutung
- Ein Leberversagen kann in eine hepatische Enzephalopathie übergehen → Koma → ↑ Mortalitäsrate.

Pankreatitis

Die Pankreatitis ist eine Entzündung der Bauchspeicheldrüse, die in eine ödematös-interstitielle und eine hämorrhagisch-nekrotisierende Pankreatitis eingeteilt werden kann. 10 %–20 % der Pankreatitiden sind idiopathisch, d. h. die Ursache ist nicht bekannt. Bei 80 %–90 % wird eine Pankreatitis jedoch durch folgende Faktoren ausgelöst:

- chronischer Alkoholmissbrauch
- Gallensteine, Gallenerkrankung und Hypertriglyzeridämie
- Infektion (z. B. Mumps, Ischämie)
- stumpfes Bauchtrauma und Operation
- Hyperparathyreoidismus, Hyperkalzämie und Hyperthyreose
- systemischer Lupus erythematodes und Vaskulitis
- Medikamente wie Glukokortikoide, Sulfonamide, Tetrazykline, NSAID, Furosemid, Hydrochlorothiazid und Östrogen.

Pathophysiologie

- Trypsinogen wird in Trypsin umgewandelt (Pankreasenzyme) → Zerstörung von Pankreasganggewebe und Pankreaszellen → Selbstverdauung und Fibrose des Pankreas.
- Zunahme der Kapillardurchlässigkeit → Flüssigkeitsabgabe in das Interstitium → Ödem, Blutung, Nekrose von Pankreas- und Fettgewebe → Ansammlung von Flüssigkeiten im Third Space (transzellulärer Flüssigkeitsraum) → systemisches inflammatorisches Respons-Syndrom (SIRS).
- Obstruktion des Ductus pancreaticus → Gallenreflux in das Pankreas → Enzymreaktion.

Klinik

- Starke, bohrende Schmerzen im mittleren Oberbauch oder Mittelbauch, mögliche Ausstrahlung in den Rücken. Beginn der Schmerzen häufig 24–48 Stunden nach einer schweren Mahlzeit oder nach Alkoholkonsum. Die Schmerzen können auch diffus und schwer lokalisierbar sein.
- Übelkeit und Erbrechen

- Fieber, Schwitzen und Schwäche
- Tachypnoe, ↓ Blutdruck, ↑ Herzfrequenz und weitere Symptome eines hypovolämischen Schocks
- verminderte oder fehlende Darmgeräusche, aufgetriebenes und schmerzempfindliches Abdomen
- Aszites und Ikterus (bei schwerer Pankreatitis)
- Pankreasblutung → Grey-Turner-Zeichen (blaue-grüne Flecken in der Flankenregion) oder Cullen-Zeichen (Farbveränderung der Nabelregion)
- tastbare abdominelle Geschwulst bei Pseudozysten oder Abszessen
- Hypokalzämie und Hyperlipidämie

Diagnostik

- Amylase und/oder Lipase im Serum bis zu dreimal höher als der Normbereich
- Röntgen-Abdomen; Ultraschalluntersuchung des Abdomens, CT, MRT und endoskopisch-retrograde Cholangiopankreatikografie (ERCP)
- Röntgen-Thorax zur Feststellung von Pleuraergüssen
- klinische Chemie (↓ Kalzium, ↓ Magnesium, ↑ Bilirubin, ↑ Glukose, ↓ Kalium, ↑ Leberenzyme, ↓ Albumin und ↑ Triglyzeride)
- Urinanalyse und Urinamylase
- vollständiges Blutbild (↑ Leukozytenzahl, Hämatokrit und Hämoglobin evtl. ↑ oder ↓), PT/PTT, ↑ C-reaktives Protein (CRP)
- BGA zur Beurteilung von Hypoxämie und metabolischer Azidose
- Messung des Bauchumfangs

Management

- evtl. Schockbehandlung (Hypovolämie, Tachykardie, Blutdruckabfall)
- Analgesie und evtl. Sedierung; Lagerung des Patienten in Knie-Brust-Lage
- evtl. prophylaktische Antibiotikatherapie (z. B. Imipenem)
- Kontrolle des Flüssigkeits- und Elektrolythaushalts; auf Hypokaliämie oder Hypokalzämie achten. Intravenöse Gabe von kristalloiden und kolloidalen Lösungen, Flüssigkeitsbilanz führen
- Beurteilung der Ernährungssituation, Patienten nüchtern lassen, evtl. vollständige parenterale Ernährung; Entlastung des Pankreas und des Darms; Ableitung des Magensafts
- Stressulkusprophylaxe
- bei Erbrechen, Obstruktion oder überdehntem Magen Magensonde einführen; häufige Mundpflege
- Kontrolle auf metabolische Azidose
- Kontrolle von Atmung, BGA und venöser Sauerstoffsättigung; O_2-Gabe, falls erforderlich
- bei erhöhten Blutzuckerwerten Gabe von Insulin
- Untersuchung des Abdomens auf harten, aufgetriebenen Bauch, Aszites und zunehmende Schmerzen oder Abwehrspannung; Darmgeräusche abhören und Bauchumfang messen
- Temperaturkontrolle (Fieber)
- Vitalzeichenkontrolle (Herzrhythmusstörungen)
- Bei nekrotisierender Pankreatitis oder zur Drainage von Pankreaspseudozysten oder -abszessen Patienten auf chirurgisches Débridement oder Pankreasresektion vorbereiten.

Komplikationen

- Bildung von Abszessen oder Pseudozysten im Pankreas und Darminfarkt
- akute Lungenschädigung (Acute Lung Injury), Pleuraerguss, Atelektasen, Pneumonie, Pneumonitis, Hypoxämie, Ateminsuffizienz und ARDS
- Hypotonie, Perikarderguss, Myokarddepression, Herzrhythmusstörungen und DIC
- akutes Nierenversagen, akute tubuläre Nekrose und Azotämie
- Leberfunktionsstörungen, Verschlussikterus und paralytischer Ileus
- Stressulkus und Ösophagusvarizen → GI-Blutung
- SIRS
- schwere Blutung und Schock
- Multiorganversagen, Sepsis

Peritonitis

Eine Peritonitis ist eine Entzündung des Peritoneums – der serösen Haut, die die Bauchhöhle auskleidet und die Eingeweide überzieht. Sie kann örtlich begrenzt oder diffus sein. Die Peritonitis ist ein Beispiel für ein akutes Abdomen.

Pathophysiologie

Bakterielle Infektion, chemisch-toxische Entzündung, Ischämie, Tumor, Trauma (z. B. intraabdominelle Eingriffe) → Eindringen von Inhalt der Bauchorgane in die Bauchhöhle → Gewebeödem → Flüssigkeit in der Peritonealhöhle (intravasaler Volumenmangel) → hypovolämischer/septischer Schock.

Klinik

- zunehmende Schmerzen bei Bewegungen wie Husten und Hüftbeugung; Abwehrspannung, Verkrampfung der Bauchmuskulatur und brettharter Bauch; Blumberg-Zeichen (Druck auf den Bauch ist schmerzhaft, beim Loslassen nimmt der Schmerz noch zu, sog. Loslassschmerz)
- Luft und Flüssigkeit im Darm
- aufgetriebener Bauch; zunächst hyperaktive, später hypoaktive Darmgeräusche → paralytischer Ileus
- Übelkeit und Erbrechen
- Fieber und ↑ Herzfrequenz, Tachypnoe
- Abfluss trüber Flüssigkeit bei der Peritonealdialyse

Diagnostik

- vollständiges Blutbild: Kontrolle auf Leukozytose, ↓ Hämoglobin und ↓ Hämatokrit
- klinische Chemie, Blutkulturen
- Röntgen-Abdomen, Ultraschall, CT
- Peritoneallavage oder Absaugung von Peritonealflüssigkeit, bakteriologische Untersuchung des Peritonealsekrets

Komplikationen

- Flüssigkeits- und Elektrolytstörungen, ↓ ZVD, Hypovolämie → Schock → akutes Nierenversagen
- Darmverschluss durch Darmverklebungen
- Peritonealabszess
- Sepsis

- respiratorische Insuffizienz
- Gerinnungsstörungen

Management

- Schockbehandlung
- Antibiotikagabe (hochdosiert); evtl. Kortikosteroidgabe
- Flüssigkeits- und Elektrolytersatz, Kontrolle von Ein- und Ausfuhr; keine enterale Flüssigkeits- und Nahrungszufuhr, Legen einer Magensonde (Ablauf von Sekret)
- Gabe von Analgetika und Antiemetika; Patienten auf der Seite mit angewinkelten Knien lagern
- Vitalzeichen-Monitoring
- Beurteilung der Atmung; je nach BGA, Gabe von Sauerstoff evtl. maschinelle Beatmung
- Abhören der Darmgeräusche
- evtl. Nierenersatztherpie
- chirurgische Maßnahmen zur Beseitigung der Infektionsquelle, evtl. Spülung des Abdomens

Enteritis regionalis Crohn (Morbus Crohn)

Morbus Crohn ist eine entzündliche Darmerkrankung, die überall im GI-Trakt auftreten kann und alle Wandschichten betrifft. In der Regel sind das terminale Ileum und der proximale Anteil des Dickdarms beteiligt. Die Krankheit verläuft typischerweise in Schüben.

Pathophysiologie

Chronische Entzündung → Ödem und Verdickung der Darmschleimhaut → Ulkusbildung im Darm → Fisteln, Fissuren und Abszesse → Verdickung der Darmwand → Verengung des Darmlumens → Narbengewebe und Granulome → nässende (exsudierende) ödematöse Gedärme.

Klinik

- Bauchschmerzen im rechten unteren Quadranten, in der Regel nach den Mahlzeiten
- abdominelle Abwehrspannung und Krämpfe
- chronischer Durchfall und Steatorrhoe (Fettstühle)
- Gewichtsverlust, Appetitlosigkeit, Mangelernährung und Anämie
- Fisteln zwischen verschiedenen Darmabschnitten, im Analbereich, zu Blase, Vagina oder der Haut

Diagnostik

- Sigmoidoskopie, Koloskopie, evtl. Kolonkontrasteinlauf
- Biopsie von Darmgewebe, histologische Untersuchung
- Stuhlanalyse auf okkultes Blut und Steatorrhoe, Anlage von Stuhlkulturen
- Serienaufnahmen des oberen GI-Trakts, Ösophagogastroduodenoskopie
- Röntgen-Abdomen, CT, Hydro-MRT, Ultraschall des Abdomens
- vollständiges Blutbild, BSG und CRP
- klinische Chemie mit Albumin, Eiweiß, Kalzium und Leberfunktionstests

Management

- Gabe von Aminosalizylaten (z. B. Mesalazin, Olsalazin)
- Gabe von Kortikosteroiden (z. B. Budenosid)
- ggf. Gabe von Antibiotika
- Gabe von Analgetika; evtl. feuchtwarme Wickel zur Schmerzlinderung
- Vitalzeichenkontrolle, evtl. ↑ Herzfrequenz, Fieber und Blässe; Patient regelmäßig wiegen
- Abhören der Darmgeräusche und Untersuchung des Abdomens auf Druckschmerz
- Beurteilung der Häufigkeit des Stuhlgangs; Test auf okkultes Blut und Parasiten im Stuhl
- intravenöse Gabe von Flüssigkeiten zum Ausgleich von Flüssigkeits- und Elektrolytstörungen
- Patienten nüchtern lassen und im akuten Schub vollständig parenteral ernähren
- bei Resorptionsstörung Ersatz von Vitaminen, Zink, Eisen, und Folsäure
- Beobachten und Versorgen von Fisteln und Abszessen
- ggf. Patienten auf chirurgischen Eingriff vorbereiten (partielle oder totale Kolektomie mit Ileostomie oder Anastomose, Versorgung von Stenosen, Fisteln, Blutungen, Perforationen)

Colitis ulcerosa

Die Colitis ulcerosa ist eine chronische entzündliche Autoimmunerkrankung des Darms. Sie ist auf die Dickdarmschleimhaut begrenzt und führt dort zu Ulzerationen oder Abszessen. Der schubartige Krankheitsverlauf beginnt meist im Rektum und breitet sich über das ganze Kolon aus. Zudem besteht ein erhöhtes Risiko für die Entstehung eines kolorektalen Karzinoms.

Pathophysiologie

Multiple Ulzerationen des Kolons → Blutungen → ödematöse und entzündete Schleimhaut → Abszesse → Verengung, Verkürzung und Verdickung des Darms.

Klinik

- Durchfälle mit Blut- und Schleimbeimengungen (bis zu 10–20 flüssige Stühle/Tag); starker Stuhldrang
- krampfartige Bauchschmerzen im linken unteren Quadranten und Abwehrspannung im rechten unteren Quadranten
- intermittierender schmerzhafter Stuhldrang (Tenesmen) mit wenig oder fehlendem Stuhlabgang
- rektale Blutungen
- Blässe, Anämie und Müdigkeit
- Appetitlosigkeit, Gewichtsverlust, Erbrechen und Dehydratation
- Fieber und Tachykardie

Diagnostik

- Sigmoidoskopie, Koloskopie, evtl. Kolonkontrasteinlauf
- Biopsie von Darmgewebe, histologische Untersuchung
- Stuhlanalyse auf okkultes Blut und Steatorrhoe, Anlage von Stuhlkulturen
- Serienaufnahmen des oberen GI-Trakts, Ösophagogastroduodenoskopie

- Röntgen-Abdomen, CT, Hydro-MRT, Ultraschall des Abdomens
- vollständiges Blutbild, BSG und CRP
- klinische Chemie mit Albumin, Eiweiß, Kalzium und Leberfunktionstests

Management

- Vitalzeichenkontrolle; evtl. ↑ Herzfrequenz, Fieber und Blässe, Tachypnoe; Patient regelmäßig wiegen
- Kontrolle der Haut im perianalen Bereich auf Rötungen und Hautschäden
- Abhören der Darmgeräusche und Untersuchung des Abdomens auf Druckschmerz
- Beurteilung der Häufigkeit des Stuhlgangs; Testung auf okkultes Blut und Parasiten im Stuhl
- intravenöse Gabe von Flüssigkeiten zum Ausgleich von Flüssigkeits- und Elektrolytstörungen
- Patienten nüchtern lassen und im akuten Schub vollständig parenteral ernähren
- bei Resorptionsstörung Ersatz von Vitaminen, Zink, Eisen, und Folsäure
- ggf. Gabe von Antibiotika
- Gabe von Aminosalizylaten (z. B. Mesalazin, Olsalazin)
- Gabe von Kortikosteroiden (z. B. Budenosid)
- Gabe von antientzündlich wirkenden monoklonalen Antikörpern (z. B. Infliximab)
- Gabe von Immunsuppressiva (z. B. Methotrexat)
- Gabe von Analgetika, ggf. Sedativa

- Patienten eventuell auf chirurgischen Eingriff vorbereiten (totale Kolektomie mit Ileostomie, Anlage eines kontinenten Ileostomas oder Darmresektion)

Komplikationen

- toxisches Megakolon (erweitertes Kolon → Fieber, Bauchschmerzen und aufgetriebenes Abdomen, Erbrechen, Müdigkeit, Schockzeichen; Patient spricht innerhalb von 24–72 Stunden nicht auf medikamentöse Behandlung an)
- Darmperforation, Stenosen, Blutungen
- Pyelonephritis und Nephrolithiasis
- maligne Entartung, kolorektales Karzinom

Mechanischer Ileus

Bei diesem Krankheitsbild kommt es zu einem mechanischen oder funktionellen Verschluss der Dünn- oder Dickdarmpassage. Der normale Verdauungsweg durch den Darm ist unterbrochen.

Ursachen

- Verwachsungen, Verklebungen und Hernien
- Morbus Crohn
- benigne oder maligne Tumoren, Polypen
- Fremdkörper

Pathophysiologie

- Darminhalt, Gase und Flüssigkeitsansammlungen oberhalb der Verschlussstelle → aufgetriebener Bauch und Flüssigkeitseinlagerung →

↓ Kapillardruck in Venolen und Arteriolen → Ödem, Blutstauung und Darmnekrose → Ruptur oder Perforation der Darmwand → Peritonitis.

- Reflektorisches Erbrechen → ↓ H^+ und ↓ K^+ → metabolische Azidose, ↓ H_2O und ↓ Na^+ → Dehydratation → hypovolämischer Schock.
- Die Obstruktion kann sich spontan lösen.

Klinik

- krampf-, kolik- und wellenartige Schmerzen im Zentrum oder Mittelbauch
- fehlende Darmbewegungen und Darmwinde → aufgetriebener Bauch → Darmischämie oder Darmperforation
- Übelkeit und Erbrechen → Dehydratation (Schläfrigkeit, Unwohlsein, trockene Zunge, trockene Schleimhäute) und Elektrolytstörungen → hypovolämischer Schock
- evtl. Aspiration von Erbrochenem, evtl. Miserere (Koterbrechen)

Diagnostik

- Röntgen-Abdomen, CT und Ultraschalluntersuchung des Abdomens
- Kontrasteinlauf oder Serienaufnahmen des Dünndarms
- Koloskopie und Laparoskopie
- vollständiges Blutbild und klinische Chemie

Management

- Legen einer Magensonde und Anschluss an eine intermittierende Absaugung, Beurteilung von Farbe und Menge der ablaufenden Flüssigkeit

- intravenöse Flüssigkeitsgabe und Kontrolle des Flüssigkeits- und Elektrolythaushalts
- Kontrolle von Ernährungszustand, Flüssigkeitsbilanz
- Untersuchung des Abdomens auf Darmgeräusche und Schmerzen
- Gabe von Analgetika
- zügige, operative Beseitigung des mechanischen Ileus, Patienten auf chirurgischen Eingriff vorbereiten

Adipositas

Adipositas beginnt bei einem Body-Mass-Index (BMI) von 25 (Präadipositas) und wird in Grade 1–3 (Grad 1: BMI 30-34,9 kg/m^2; Grad 2: BMI 35–39,9 kg/m^2) eingeteilt. Bei Adipositas Grad 3 (Adipositas per magna) liegt der BMI über 40 kg/m^2. Mit zunehmendem BMI steigt die Gefahr von Begleiterkrankungen (metabolisches Syndrom).

Menschen mit Adipositas tragen ein erhöhtes Risiko für folgende Erkrankungen:

- Diabetes mellitus
- kardiovaskuläre Erkrankungen wie Schlaganfall und Hypertonie
- hypertrophe Kardiomyopathie
- Hyperlipidämie
- Gallenblasenerkrankung
- Arthrose
- obstruktive Schlafapnoe
- Adipositas-Hypoventilationssyndrom (Pickwick-Syndrom)
- bestimmte Karzinome (Gebärmutter-, Brust-, Kolon-, Rektum-, Nieren- und Gallenblasenkarzinome).

Gleichzeitig können folgende psychosoziale Probleme bestehen:

- niedriges Selbstwertgefühl
- gestörtes Körperbild
- Depressionen
- soziale Ängste und Isolation.

Management

Pharmakologisches Management

Erst angezeigt, wenn die konservativen Maßnahmen (Ernährung, Bewegung, psychologische Unterstützung) ohne Erfolg bleiben (evtl. Gabe von Orlisat)

Chirurgisches Management

- Chirurgische Maßnahmen zur Verringerung der extremen Fettsucht (Adipositaschirurgie) basieren auf restriktiven, d. h. mageneinengenden Methoden und auf kombinierten Methoden aus Restriktion und Malabsorption. Die Maßnahmen umfassen die Anlage eines Magenbypasses (Roux-en-Y) oder eines Magenbands (gastric banding), die vertikale Gastroplastik und die biliopankreatische Diversion (BPD).
- Bei restriktiven Operationsverfahren werden Klammern oder Bänder zur Reduktion der Magengröße verwendet.
- Bei vertikaler Gastroplastik (nach Mason oder Magenbypass) wird ein Reservoir gebildet und ein Band am unteren Ende der Tasche platziert → Bildung eines Stomas → Entleerung in den Dünndarm.
- Bei Anlage eines zirkumgastrischen Bands (anpassbar) wird die Magengröße durch die Platzierung eines aufblasbaren Bands um den Fundus ventriculi (Magengrund) begrenzt; erfolgt meist laparoskopisch.
- Die biliopankreatische Diversion (BPD) wurde durch den duodenalen Switch (BPD/DS) erweitert; hierbei wird ein Teil des Magens

entfernt und der distale Anteil des Dünndarms mit der Magentasche verbunden → Umgehung von Duodenum und Jejunum.

- Bei Anlage eines Magenbypasses (häufigstes chirurgisches Verfahren zur Gewichtsabnahme) wird eine Magentasche gebildet und diese an den distalen Dünndarm angeschlossen.

Postoperatives Management

Hierbei gilt die standardmäßige postoperative Versorgung des Patienten. Achten Sie dabei insbesondere auf folgende Punkte:

- Gabe von Analgetika
- sorgfältige Prüfung der Atmung; evtl. langfristige Beatmung und Tracheostomaanlage
- Kopfteil des Bettes auf 30 ° erhöhen → Reduzierung des Drucks auf das Zwerchfell durch das Gewicht des Fettgewebes
- frühzeitige Mobilisation, häufiges Drehen und Lagern des Patienten
- auf Hautschäden achten, insbesondere die Hautfalten inspizieren
- bei Ernährungsbeginn zunächst Gabe von kleinen Mahlzeiten → langsame Kostaufbau
- Flüssigkeitszufuhr zur Vorbeugung einer Dehydratation
- Venenthromboseprophylaxe.

Komplikationen

- Blutungen aus der Operationsstelle oder innere Blutungen
- Thromboembolie und Lungenembolie
- Atelektasen und Pneumonie
- Darmverschluss, Narbenhernie oder Abdominalhernie, auseinanderweichende Wundränder (Wunddehiszenz) und langsame Wundheilung

- Infektion von Atemwegen, Urogenitaltrakt oder Wunde; Sepsis
- Anastomosenleck → Peritonitis
- abdominelles Kompartmentsyndrom
- Übelkeit, Erbrechen, Dumping-Syndrom (↑ Herzfrequenz, Übelkeit, Zittern, Schwindel, Müdigkeit, Bauchkrämpfe, Durchfall); Diarrhoe oder Obstipation
- Flüssigkeits- und Elektrolytstörungen
- Gallensteine, Ernährungsmangel, Elektrolytstörungen, Anämie und Gewichtszunahme (langfristige Komplikationen)

Magen-Darm-Chirurgie

Bei der Ösophagektomie wird die gesamte Speiseröhre, ein Teil des Magens und die umliegenden Lymphknoten entfernt.

Bei einer Whipple-Operation oder partiellen Duodenopankreatektomie werden Pankreaskopf, Duodenum, Gallengang, die Gallenblase und ein Teil des Magens entfernt.

Komplikationen

- Atelektasen, Pneumonie und Ateminsuffizienz
- tiefe Venenthrombose und Lungenembolie
- obere GI-Blutung
- Gastritis, Ösophagitis und Dumping-Syndrom
- Anastomosenleck: Tachykardie, Tachypnoe, Fieber, Bauchschmerzen, Angst und Unruhe, subkutanes Emphysem (Krepitation) und Sepsis

Management

- standardmäßige postoperative Versorgung mit Gabe von Analgetika, Unterstützung der Atmung und Pneumonieprophylaxe
- auf Zeichen einer GI-Blutung achten
- Venenthromboseprophylaxe, frühzeitige Mobilisation
- langsamer Kostaufbau, Patientenschulung, Beratung im Umgang mit der neuen Situation
- Kontrolle des Blutzuckerwertes

Die Anlage eines transjugularen intrahepatischen portosystemischen Shunts (TIPSS) ist ein Verfahren zur Senkung des Pfortaderhochdrucks und zur Verminderung von Komplikationen durch hohe intrahepatische Drücke. Ein Katheter wird in eine Lebervene und ein Stent in das Leberparenchym gelegt. Nach der Maßnahme ist auf Blutungen infolge Leber- oder Pfortaderpunktion, Punktion des Gallengangssystems, Verletzung eines Gallengangs, Stentmigration oder Thrombose zu achten.

7. Hämatologie/Onkologie

Hämatologische und onkologische Erkrankungen

Disseminierte intravasale Gerinnung (DIC)

Die DIC ist durch eine massive systemische intravaskuläre Aktivierung des Gerinnungsystems charakterisiert und wird durch verschiedene klinische Bedingungen wie Sepsis, schwere Verletzungen, Verbrennungen oder Tumoren verursacht. Auch Schwangerschaftsstörungen wie eine Ablösung der Plazenta, eine Fruchtwasserembolie und eine Placenta praevia (Plazentavorlagerung) können eine DIC hervorrufen.

Pathophysiologie

- Gewebsschädigung durch z. B. Sepsis → Aktivierung der Thrombokinase → Bildung von Fibrinogen und Fibrin sowie Fibrinablagerung in den Mikrogefäßen → ↑ Thrombozytenaggregation oder -adhäsion → Bildung von Fibringerinnseln → diffuse Obstruktion kleinerer Gefäße → progressive Organfunktionsstörungen (d. h. Niereninsuffizienz, ARDS, Hypotonie, Kreislaufinsuffizienz, Hautnekrosen).
- Zeitgleich mit diesen Vorgängen werden Thrombozyten, Prothrombin und Fibrinogen verbraucht → Mangel beeinträchtigt die Gerinnung → gesteigerte Blutungsgefahr.
- Die übermäßige Bildung von Gerinnseln in den Mikrogefäßen aktiviert u. a. die Fibrinolyse → Produktion von Fibrinabbauprodukten (d. h. Fibrinspaltprodukten) → Antikoagulationseffekt zwischen Fibrinabbauprodukten und Fibrinogen/Thrombin → Einfluss auf die Bildung von Fibringerinnseln und eine verminderte Thrombozytenfunktion → Blutung.

Klinik

- Blutung (Purpura, Petechien, Ekchymosen)
- GI-Blutung (Hämatemesis, Melaena, Teerstühle), Nieren-, Gehirnblutungen
- Blutungen im Urogenitaltrakt (Hämaturie, Menorrhagie bei Frauen)
- Wundblutungen
- Blutungen aus Punktionsstellen und Gefäßzugängen
- Bildung von Hämatomen
- pulmonale Blutung
- große Hautnekrosen (durch Gewebsverletzungen und Nekrosen in Zusammenhang mit beeinträchtigter Zirkulation)
- Akrozyanose (Blaufärbung von Händen und Füßen)
- akute multiple Organfunktionsstörungen als Folge von Mikrothromben
- Angina
- Unwohlsein
- Dyspnoe
- Müdigkeit und Schwäche
- Kopfschmerzen
- Übelkeit und Erbrechen, Diarrhoe
- Herzklopfen
- starke Schmerzen in Bauch, Rücken, Muskeln, Gelenken und Knochen
- plötzliche Sehstörungen
- Schwindel

- Verwirrtheit, Ängste und Reizbarkeit
- Krämpfe
- Koma

Diagnostik

- vollständiges Blutbild
- PT/PTT
- Fibrinogenspiegel
- Fibrinabbauprodukte
- D-Dimere
- Thrombinzeit
- Antithrombin III (AT III)

Management

- Auf frühe Zeichen einer gestörten Gewebeperfusion achten (subtile Bewusstseinsveränderungen, Hypotonie, Dyspnoe, Tachypnoe, Synkopen, verminderte Urinausscheidung, Kopf-, Bauchschmerzen).
- Schocktherapie und Behandlung der Grunderkrankung
- engmaschig Patienten auf Blutungszeichen beobachten
- im Frühstadium Infusionstherapie mit Heparin, später Ersatz von fehlenden Gerinnungsfaktoren (Thrombozyten, gefrorenes Frischplasma)
- Gabe von Vitamin K und Folsäure
- Infusion von Kryopräzipitaten
- Gabe von Bluttransfusionen
- O_2-Gabe, evtl. maschinelle Beatumung
- engmaschige Vitalzeichenkontrolle

Heparininduzierte Thrombozytopenie

Die heparininduzierte Thrombozytopenie ist eine vorübergehende Störung, bei der es ca. 1 Woche nach der Heparingabe zu einer verminderten Thrombozytenzahl kommt (um > 50 %). Diese Störung steht in engem Zusammenhang mit der Bildung von venösen und arteriellen Blutgerinnseln.

Pathophysiologie

Nach der Gabe von Heparin kann sich zwischen Heparin und spezifischen Blutfaktoren ein Immunkomplex (Plättchenfaktor 4 [PF4]) bilden, welcher von Thrombozyten freigesetzt wird → der Körper betrachtet diesen Komplex als Fremdkörper → Bildung von Antikörpern gegen den Komplex → Antikörper binden sich an den Komplex → Zerstörung von Thrombozyten → Abfall der Thrombozytenzahl → Bildung neuer Blutgerinnsel → tiefe Venenthrombose, Lungenembolie, Myokardinfarkt, zerebrovaskulärer Insult.

Klinik

- Symptome und Zeichen einer tiefen Venenthrombose (Schmerzen oder Berührungsempfindlichkeit, plötzliche Schwellung, Farbveränderung der sichtbaren Beinvenen)
- Symptome und Zeichen einer Lungenembolie (Kurzatmigkeit, veränderte Herzfrequenz, stechender Brustschmerz, Schwindel, Angst, übermäßig starkes Schwitzen)
- gravierende Zeichen: Hautveränderungen (Hautblutungen oder Schwarzfärbung im Bereich von Punktionsstellen und auf Fingern, Zehen, Brustwarzen), Gangräne

Diagnostik

- vollständiges Blutbild
- PT/PTT
- Bestimmung von PF4
- Untersuchung der Thrombozytenaktivierung

Management

- sämtliche Heparinpräparate absetzen
- intravenöse Gabe von direkten Thrombininhibitoren zur Hemmung der Blutgerinnung (z. B. Umstellung auf Argatroban)
- Kontrolle der Thrombozytenzahl
- Beginn einer oralen Lanzeitantikoagulation (z. B. Marcumar) bei erreichter normaler Thrombozytenzahl
- sorgfältige Prüfung von Hautzustand und neurovaskulärem Status

Neutropenie

Bei der Neutropenie ist die Anzahl neutrophiler Granulozyten im Blut pathologisch vermindert. Sie ist die häufigste Form der Leukopenie.

Pathophysiologie

- Es gibt viele Ursachen, die zur Entstehung einer Neutropenie führen können:
  - *verminderte Produktion von neutrophilen Granulozyten* aufgrund von aplastischer Anämie, Medikamenten oder Toxinen, metastasierenden Karzinomen, Lymphomen, Leukämie, myelodysplastischem Syndrom, Chemotherapie oder Bestrahlung

- *vermehrte Zerstörung und Verbrauch von neutrophilen Granulozyten* aufgrund von schweren immunologischen Erkrankungen (z. B. systemischer Lupus erythematodes), Viruserkrankungen (z. B. infektiöse Hepatitis, Mononukleose) oder schweren bakteriellen Infektionen

Klinik

Bei einer Neutropenie fehlen möglicherweise die üblichen Infektionszeichen aufgrund einer ungenügenden Anzahl von neutrophilen Granulozyten. Normale Zeichen einer Infektion sind:

- Fieber
- Schüttelfrost
- Halsentzündung
- Husten
- Kurzatmigkeit
- Anschwellen der Nasenschleimhäute
- Durchfall oder wässrige Stühle
- Brennen beim Wasserlassen
- ungewöhnliche Rötungen
- Überwärmung und Schwellung.

Diagnostik

- Blutkulturen
- vollständiges Blutbild
- elementares Stoffwechselprofil
- Nieren- und Leberfunktionstests
- Urinanalyse und Urinkultur
- Anlegen spezifischer Kulturen von Stuhl, Haut und Gefäßzugängen (z. B. Venenkatheter)
- Röntgen-Thorax

Management

- Therapie der Grunderkrankung
- Behandlung mit Breitbandantibiotika, bis der Erreger festgestellt ist
- engmaschige Temperaturkontrolle
- auf Infektionszeichen achten
- Blutbild- und Differenzialblutbildkontrolle
- Absetzen von Medikamenten, die als Ursache infrage kommen
- Angehörige darüber informieren, dass bei Erkältungen oder erkältungsartigen Symptomen Besuche zu vermeiden sind.
- Einhalten aller hygienischen Standards, ggf. Isolation

Koagulopathie

Zu den Koagulopathien zählen verschiedene Störungen der Blutgerinnung wie angeborene oder erworbene Anomalien, die zu fehlenden, verminderten oder unvollständigen Gerinnungsfaktoren führen. Einige Störungen werden im Folgenden aufgeführt.

Vitamin-K-Mangel

Ein Vitamin-K-Mangel tritt dann auf, wenn nicht genügend Vitamin K gespeichert wird oder sonstige Störungen vorliegen, die eine normale Gerinnung verhindern.

Pathophysiologie

- Prothrombin, die Faktoren VII, IX und X (FVII, FIX und FX) sowie die Proteine C und S werden von der Leber mithilfe eines Prozesses synthetisiert, der von Vitamin K abhängig ist.

- Vitamin-K-Mangel → synthetisierte minderfunktionale Nebenprodukte → Hemmung der normalen Gerinnung; diese Nebenprodukte binden sich nicht an zelluläre Phospholipidoberflächen und nehmen deshalb nicht an Gerinnungsreaktionen teil. Cumarine (z. B. Marcumar) produzieren eine ähnliche Gerinnungsanomalie.
- Vitamin K ist fettlöslich → Aufnahme aus dem GI-Trakt bei Gallengangsverschlüssen und Fettmalabsorptionssyndromen vermindert.
- Antibiotika, die die Darmflora beeinträchtigen, verringern die Vitamin-K-Menge, die normalerweise von den Darmorganismen geliefert wird.

Klinik

- Nasenbluten und/oder Blutung aus Punktionsstellen, Gefäßzugängen oder Wunden
- verlängerte PT und erhöhter INR-Wert

Diagnostik

- PT (empfindlichstes frühes Zeichen)

Management

- Gabe von frisch gefrorenem Plasma (Therapie der Wahl bei akuter Blutung oder zur Vorbereitung auf eine invasive Maßnahme)
- Gabe von Vitamin K
- weiterhin PT-Kontrolle
- auf Blutungszeichen achten

Lebererkrankung

Eine Gerinnungsstörung infolge einer Lebererkrankung wird durch viele Faktoren verursacht. Dabei kann es zu einer verminderten Synthese von Gerinnungsproteinen, einer verminderten Clearance von Fibrinabbauprodukten und einer gesteigerten Fibrinolyse kommen.

Pathophysiologie

- Bei einer Leberzirrhose kommt es zunächst zu einem Abfall von Gerinnungsfaktor VII und Protein C → der niedrige FVII-Spiegel führt zu einer verlängerten PT. Die verbleibenden Vitamin K abhängigen Faktoren nehmen ab → verlängerte aPTT; der Fibrinogenspiegel bleibt normalerweise bis zum Krankheitsendstadium konstant; aufgrund der gestörten Synthese → beeinträchtigte Funktion von Gerinnungsfaktoren und Fibrinogen.
- Bei einer akuten toxischen oder infektiösen Hepatitis korreliert die Gerinnungsstörung mit dem Schweregrad der Zellschädigung.

Klinik

- Blutungen
- verlängerte PT, aktivierte PTT (aPTT)
- vermehrt Fibrinspaltprodukte
- niedrige Thrombozytenzahl

Diagnostik

- PT/PTT
- D-Dimere
- Fibrinabbauprodukte
- vollständiges Blutbild
- Leberfunktionstests

Management

- Gabe von frisch gefrorenem Plasma
- Gabe von Thrombozyten
- Substitutionstherapie mit Einzelfaktorkonzentraten

Massivtransfusion

Eine Koagulopathie kann auch durch eine Massivtransfusion verursacht werden, wenn das Blutvolumen (oder mehr als ein Blutvolumen) eines Menschen innerhalb von 24 Stunden ersetzt wird. Häufige Komplikationen bei Massivtransfusionen sind Verdünnungskoagulopathie, DIC, Fibrinolyse, Hypothermie, Zitrattoxizität, Hypokaliämie, Hyperkaliämie und Infektion.

Pathophysiologie

Die Verdünnungsthrombozytopenie ist die häufigste Ursache für Blutungen nach einer Massivtransfusion. Wird das Volumen bei anhaltendem Blutverlust ausschließlich durch Erythrozytenkonzentrate ersetzt, fällt die Thrombozytenzahl ab und es kommt zu einer Mobilisierung der Thrombozytenspeicher in der Milz, wodurch der Körper versucht, dem Blutverlust entgegenzusteuern. War die Thrombozytenzahl vor der Transfusion hoch, kann eine Blutung möglicherweise vermieden werden. War die Thrombozytenzahl vor der Transfusion normal oder niedrig kommt es zu einer Blutung. Die Gabe von Thrombozytenkonzentraten wirkt dem Thrombozytenmangel entgegen.

Klinik

- Blutungen aus anderen Bereichen als der Blutungsstelle
- niedrige Thrombozytenzahl

- verlängerte PT, aPTT und Thrombinzeit
- niedriger Fibrinogenspiegel

Diagnostik

- PT/PTT
- vollständiges Blutbild
- D-Dimere
- Fibrinabbauprodukte

Management

- Gabe von Thrombozytenkonzentraten
- Gabe von Kryopräzipitat
- Elektrolytersatz nach Bedarf

Siehe «Disseminierte intravasale Gerinnung» und «Heparininduzierte Thrombozytopenie»

Onkologische Notfälle

Onkologische Notfälle sind Komplikationen oder Krankheitszustände bei Patienten mit einer Krebserkrankung oder Krebstherapie, die sofortige Maßnahmen erfordern, um lebensbedrohliche Zustände zu vermeiden.

Sepsis

Bei einer Sepsis gelangen Mikroorganismen von einem Infektionsherd in die Blutbahn, aktivieren die Entzündungsabwehrmechanismen des Körpers und führen zu einer systemischen Entzündungsreaktion. Dabei werden Mediatoren (z. B. Endotoxin, Tumornekrosefaktor) freigesetzt und die plasmatischen Kaskadensysteme aktiviert → septischer Schock → Multiorganversagen → hohe Mortalität. Krebspatienten tragen ein erhöhtes Risiko für eine Sepsis infolge der ↓ Leukozytenzahl und des verminderten Immunsystems.

Klinik

- ↑ Leukozytenzahl
- Fieber
- Hypotonie
- Tachykardie, Tachypnoe
- Lethargie
- Agitiertheit und Verwirrtheit

Diagnostik

- Blutkulturen
- Urinkulturen und Urinanalyse
- Blutbild und Differenzialblutbild
- PT/PTT

Management

- Ausschalten des Infektionsherdes (evtl. chirurgische Maßnahmen nötig, wie z. B. Laparatomie, Peritoneallavage, Legen von Drainagen)
- evtl. Legen eines Pulmonaliskatheters
- zuerst Breitbandantibiotiokum, dann Antibiotika nach Antibiogramm; evtl. Gabe von Kortikosteroiden
- evtl Katcholamingabe und Volumensubstitution
- evtl. Beatmung

Syndrom der inadäquaten ADH-Sekretion (SIADH)

Siehe Kapitel 8. Endokrinologie

Rückenmarkskompression

Hierbei wird das Rückenmark durch einen Tumor, der sich direkt im Rückenmark befindet oder durch kollabierende Wirbel infolge brüchigen Knochengewebes durch Tumoren komprimiert. Die Kompression wird durch einen Primärtumor, in der Regel jedoch durch Metastasen aus Lunge, Prostata, Brust oder Kolon verursacht.

Klinik

- Rückenschmerzen
- Taubheitsgefühle
- Kribbeln
- Verlust der Wahrnehmung von Harnröhre, Vagina und Rektum
- Muskelschwäche (neurologische Defizite sind Spätzeichen)
- Lähmung (bleibend)

Diagnostik

- CT des Rumpfes
- MRT der Wirbelsäule

Management

- Früherkennung und Behandlung
- umfassende neurologische Untersuchung
- hochdosierte Gabe von Kortikosteroiden zur Verringerung von Schwellungen und Linderung von Symptomen
- hochdosierte Strahlentherapie zur Verringerung der Tumorgröße und Linderung von Symptomen
- chirurgische Entfernung des Tumors, wenn möglich
- Anbringen einer externen Nacken- oder Rückenstütze; evtl. Tragen eines Korsetts zur Stabilisation

Hyperkalzämie

Knochenkarzinom → Knochen geben Kalzium in den Blutstrom ab → ↑ Kalziumspiegel im Serum. Karzinome in anderen Körperregionen (vor allem in Lunge, Kopf, Hals, Nieren oder Lymphknoten) → Sekretion von Nebenschilddrüsenhormon durch den Tumor → Freisetzung von Kalzium aus dem Knochen → ↑ Kalziumspiegel im Serum. Verminderte Mobilität und Dehydratation verschlimmern die Hyperkalzämie.

Klinik

- Müdigkeit
- Appetitlosigkeit
- Übelkeit und Erbrechen
- Obstipation
- Polyurie (frühes Zeichen)
- deutliche Muskelschwäche

- Verlust der Muskeleigenreflexe
- paralytischer Ileus
- schwerwiegendere Veränderungen: Dehydratation, EKG-Veränderungen

Diagnostik

- Nebenschilddrüsenhormonspiegel
- elementares Stoffwechselprofil
- ionisiertes Kalzium

Management

- orale Flüssigkeitszufuhr, kalziumarme Diät
- intravenöse Gabe von 0,9 %igem NaCl
- forcierte Diurese; Flüssigkeitsbilanz und ggf. Elektrolytersatz
- Gabe von Glukokortikoiden
- Gabe von Kalzitonin
- evtl. Gabe von Bisphosphonaten
- evtl. Gabe von Mithramycin (Zytostatika)
- eventuell Dialyse zur Senkung des Kalziumspiegels in lebensbedrohlichen Situationen oder bei Nierenfunktionsstörungen

Vena-cava-superior-Syndrom

Das Vena-cava-superior-Syndrom (obere Einflussstauung) tritt dann auf, wenn die obere Hohlvene durch einen wachsenden Tumor komprimiert oder blockiert wird → schmerzhafter lebensbedrohlicher Notfall, zu dem es häufig bei Lymphomen und Lungenkarzinomen kommt. Das Vena-cava-superior-Syndrom stoppt den Blutfluss im venösen System von Brustkorb, Hals und oberem Rumpf.

Klinik

Frühe Zeichen

- Gesichtsödem, vor allem im Bereich der Augen, wenn der Patient morgens aufwacht
- enger werdender Pullover oder Kragen (Stokes-Kragen), wenn die Kompression zunimmt
- Ödeme in Armen und Händen, Dyspnoe, Erythem am Oberkörper und Nasenbluten
- gestaute Halsvenen

Späte Zeichen

- Blutungen
- Zyanose
- Bewusstseinsveränderungen
- vermindertes Herzminutenvolumen → Hypotonie
- Tod (wenn Kompression nicht aufgehoben wird)

Diagnostik

- CT des Thorax
- EKG

Management

- hochdosierte Strahlentherapie im Mediastinalbereich (vorübergehende Linderung); Chemotherapie
- evtl. Gabe von Glukokortikoiden
- Oberkörperhochlagerung; evtl. Sauerstoffgabe (Nasensonde, Maske), ggf. Beatmung
- Anlage eines Metallstents in die Vena cava unter Röntgendurchleuchtung → Lumenvergrößerung

- Durchführung chirurgischer Maßnahmen selten → evtl. sehr hoher intrathorakaler Druck durch den Tumor → postoperativer Thoraxverschluss unmöglich
- Die besten Behandlungsergebnisse sind im Frühstadium eines Vena-cava-superior-Syndroms zu erzielen.

Tumorlysesyndrom

Das Tumorlysesyndrom tritt dann auf, wenn sehr viele Tumorzellen sehr schnell zerstört werden → intrazelluläre Bestandteile (Kalium und Purine) werden schneller in den Blutstrom abgegeben als der Körper diese beseitigen kann → Gewebeschädigung und Tod bei schwerwiegender oder unbehandelter Hyperkaliämie → schwerwiegende Herzfunktionsstörungen. Die verstärkte Abgabe von Purinen (werden in der Leber zu Harnsäure umgewandelt) in den Blutstrom führt zu einer Hyperurikämie → Ablagerung der Kristalle in den Nieren → Ablagerung in den Tubuli → Verstopfung → akutes Nierenversagen. Zu einem Tumorlysesyndrom kommt es am häufigsten bei einer Chemo- oder Strahlentherapie zur Bekämpfung von Karzinomen, die auf diese Behandlung gut ansprechen wie Leukämien, Lymphome, kleinzellige Lungenkarzinome und multiple Myelome. Dieser onkologische Notfall ist letztendlich ein positives Zeichen dafür, dass die Behandlung anschlägt.

Diagnostik

- vollständiges Stoffwechselprofil
- vollständiges Blutbild
- EKG
- Ultraschall der Nieren
- Harnsäurespiegel

Management

- intravenöse Flüssigkeitsgabe zur Senkung des K^+-Spiegels und zur Erhöhung der Nierenfiltrationsrate
- Patienten zum Trinken von mindestens 3–5 Litern Flüssigkeit/Tag am Tag vor der Behandlung, am Tag der Behandlung und 3 Tage nach der Behandlung auffordern (insbesondere bei Patienten mit Tumoren, die auf die Behandlung hochempfindlich reagieren).
- Achten Sie darauf, dass einige Flüssigkeiten alkalisch sind (Na^+).
- Patienten über die Bedeutsamkeit einer fortlaufenden Flüssigkeitszufuhr über 24 Stunden aufklären; Unterstützung des Patienten bei der Erstellung eines Trinkplans
- Auf die Einnahme von Antiemetika nach der Behandlung achten, um Übelkeit und Erbrechen zu vermeiden, die das Trinken von Flüssigkeit wiederum verhindern würden.
- Gabe von osmotisch wirksamen Diuretika zur Steigerung der Urinausscheidung (cave: vorsichtige Anwendung, Gefahr der Dehydratation)
- Gabe von Medikamenten, die den Harnsäurespiegel im Blut senken (z. B. Allupurinol)
- Gabe von Medikamenten zur Senkung des Kaliumspiegels (Natriumpolystyrensulfonat oral oder rektal als Einlauf)
- intravenöse Gabe von Flüssigkeiten (bei Hyperglykämie mit Glukose und Insulin)
- ggf. Dialyse

Leukämie

Bei einer Leukämie kommt es zu einer unkontrollierten neoplastischen Neubildung von weißen Blutkörperchen aufgrund einer erheblichen Schädigung des Knochenmarks. Eine Unterteilung der Leukämien erfolgt nach der Abstammung der entarteten Blutkörperchen in myeloische und lymphatische Leukämien.

Pathophysiologie

Myeloische Leukämie

- **akut (AML):** maligne Veränderung einer frühen myeloischen Vorläuferzelle → gestörte Ausreifung → unkontrollierte Verteilung der Zellen im Knochenmark und ins periphere Blut. Risikofaktoren: fortgeschrittenes Alter, therapeutische Bestrahlung, Nikotinabusus, Kontakt mit Noxen. Die akute Form der myeloischen Leukämie ist häufiger als die chronische Form.
- **chronisch (CML):** zählt zu den myeloproliferativen Erkrankungen → unkontrollierte Mutation myeloischer Zellen → extreme Vermehrung der Leukozyten. Auftritt der Krankheit bei Kindern selten; Erkrankungsrisiko steigt mit dem Alter und mit erhöhter Exposition von Strahlen und anderen Noxen.

Lymphatische Leukämie

- **akut (ALL):** maligne Erkrankung unreifer lymphatischer Vorläuferzellen (Blasten)→ unkontrollierte Verteilung im Körper, Ausschwemmung der Blasten in die periphere Blutbahn → Verdrängung der normalen Blutbildung → Mangel an funktionsfähigen Zellen. Diese Leukämieform ist am häufigsten bei Kindern.
- **chronisch (CLL):** wird zu den lymphozytischen Non-Hodgin-Lymphomen gezählt → leukämischer Verlauf → pathologische Erhö-

hung der Lymphozytenzahl im Blut→ vergrößerte Lymphknoten → Hepatomegalie und Splenomegalie → Anämie und Thrombozytopenie. Diese Leukämieform wird nicht mit dem Einfluss von Bestrahlung oder Chemikalien in Zusammenhang gebracht.

Klinik

Akute myeloische Leukämie

- Müdigkeit, Schwäche, Schwindel, Kopfschmerzen
- Hämatome, Blutungen; allgemeine Anämiezeichen
- Fieber, vermehrtes Schwitzen
- häufige Infektionen
- Schmerzen infolge vergrößerter Leber und Milz
- Zahnfleischhyperplasie
- Knochenschmerzen

Chronische myeloische Leukämie

- bei vielen Patienten lange Zeit asymptomatisch
- Unwohlsein
- Appetitlosigkeit
- Gewichtsverlust
- druckempfindliche und vergrößerte Milz
- erhöhte Leukozytenzahl

Akute lymphatische Leukämie

- rasche Verschlechterung des Allgemeinzustandes
- verminderte Leukozyten-, Erythrozyten- und Thrombozytenzahl (Anämiezeichen)
- Knochen-, Leber- oder Milzschmerzen
- Erbrechen, Kopfschmerzen
- Infektionen

Chronische lymphatische Leukämie

- häufig asymptomatisch
- erhöhte Leukozytenzahl
- vergrößerte Lymphknoten und Milz
- mögliche Entwicklung von allgemeinen Krankheitssymptomen bei bakteriellen und viralen Infektionen, wie Fieber, Nachtschweiß, Gewichtsverlust.

Diagnostik

- Anamnese, körperliche Untersuchung
- vollständiges Blutbild
- Knochenmarksbiopsie

Management

- auf Anmämie- und Infektionszeichen achten
- engmaschige Kontrolle des vollständigen Blutbilds
- Schutz des Patienten vor Verletzungen (weiche Zahnbürste benutzen, keine rektale Temperaturmessung, keine Einläufe oder Zäpfchen verabreichen, Finger- und Fußnägel kürzen).
- auf ausreichende Ernährung und Flüssigkeitszufuhr achten, Flüssigkeitsbilanz führen
- Schutz vor Infektionen → Umkehrisolation
- Einfühlungsvermögen, Gesprächsbereitschaft zeigen, evtl. Kontakt zu Beratungsstellen herstellen
- evtl. Gabe von Analgetika, Antipyretika, Antibiotika; auf Chemotherapie, Strahlentherapie, Knochenmarksbiopsie, Stammzell- und/oder Knochenmarkstransplantation vorbereiten

Knochenmarktransplantation

Bei der Transplantation von Knochenmark wird in der Regel unter Vollnarkose mit dem Empfänger übereinstimmendes Knochenmark vom hinteren Darmbeinkamm eines Knochenmarkspenders abgezogen und dem Empfänger intravenös transfundiert.

Verfahren

Vor der Transplantation sind folgende Maßnahmen erforderlich:

- Chemotherapie mit oder ohne Ganzkörperbestrahlung zur Vernichtung der Tumorzellen und zur Vermeidung einer Abstoßungsreaktion.
- Behandlung mit Immunsuppressiva zur Verringerung des Risikos einer Abstoßungsreaktion. Faktoren, die das Ergebnis einer Knochenmarktransplantation beeinflussen, sind:
  - Krankheitszustand bei Transplantation
  - Spendertyp
  - Alter des Empfängers
  - Begleiterkrankungen.

Frühe Komplikationen

Der gefährlichste Zeitraum sind die ersten 100 Tage.

- Abstoßung
- Schleimhautentzündungen; Schmerzen infolge oraler Geschwüre und Herpesinfektionen; Ernährungsstörungen infolge Schmerzen im Mund
- Blutungen durch chronische Thrombozytopenie und Gewebeverletzungen; die Blutungen können lebensbedrohlich werden.

- häufig kleinere Blutungen wie Petechien, Nasenbluten, gastrointestinale oder urogenitale Blutungen (nicht lebensbedrohlich, aber besorgniserregend für die Patienten)
- Infektionen:
  - bakterielle Infektionen
  - Pilzinfektionen
  - Virusinfektionen (können bei diesen Patienten lebensbedrohlich sein)
- Häufig sind pulmonale Komplikationen; Lungenschädigung oder Pneumonitis verursacht durch Infektionen, Chemikalien oder Blutungen.
- **Akute Graft-versus-Host-Krankheit**: eine der schwersten Komplikationen infolge einer Reaktion von immunologisch intakten T-Zellen des Spenders mit Antigenen des Empfängergewebes; Abstoßungsreaktion (Juckreiz, Durchfälle, sonnenbrandartige Hautveränderungen).
- **Budd-Chiari-Syndrom:** Verschluss der Lebervenen infolge von Leberfunktionsstörungen; eine der am meisten gefürchteten Komplikationen; zu den Symptomen zählen unerklärliche Gewichtszunahme, Ikterus, Bauchschmerzen und Aszites.

Management

- Schutz vor Infektionen → Umkehrisolation (Keimreduktion in der Umgebung des Patienten, Reduktion der körpereigenen Keime des Patienten); regelmäßige Mundinspektion
- engmaschige Kontrolle von Blutbild und Stoffwechselprofil
- auf Blutungszeichen achten
- Schutz des Patienten vor Verletzungen (weiche Zahnbürste benutzen, keine rektale Temperaturmessung, keine Einläufe oder Zäpfchen verabreichen, Finger- und Fußnägel kürzen)
- engmaschige Vitalzeichenkontrolle

- Gabe von Immunsuppressiva nach Anordnung
- ggf. enterale oder parenterale Ernährung
- auf ausreichende Ernährung und Flüssigkeitszufuhr achten; Flüssigkeitsbilanz führen
- Einfühlungsvermögen, Gesprächsbereitschaft zeigen; evtl. Kontakt zu Beratungsstellen herstellen
- bei Transplantatversagen Patienten auf evtl. erneute Transplantation vorbereiten
- Patientenberatung im Hinblick auf das Verhalten nach dem Krankenhausaufenthalt (Nahrungseinschränkung, Vermeidung von Menschenansammlungen, Vermeidung von direkter Sonneneinstrahlung)

8. Endokrinologie

Diabetische Ketoazidose

Die diabetische Ketoazidose ist eine lebensbedrohliche Stoffwechselkomplikation, die durch ein Fehlen oder einen Mangel an Insulin verursacht wird. Sie betrifft meist Typ I-Diabetiker und ist durch drei gleichzeitig auftretende Störungen gekennzeichnet: Hyperglykämie, Dehydratation mit Elektrolytverlust → metabolische Azidose.

Pathophysiologie

Schwerer Insulinmangel durch außergewöhnliche Situationen (z. B. Verletzungen, Herzinfarkt) → weniger Glukose tritt in die Zellen ein → erhöhte Glukoseproduktion von der Leber → Hyperglykämie → die Leber versucht, die übermäßige Glukose abzugeben, indem sie Glukose mit Wasser, Na^+ und K^+ ausscheidet → Polyurie → Dehydratation.

Insulinmangel (unbekannter, unzureichend therapierter Diabetes mellitus)→ Hyperglykämie → verstärkter Fettabbau → vermehrter Anfall von Fettsäuren und Glyzerin → Fettsäuren werden in Ketonkörper umgewandelt → Azidose → diabetisches Koma.

Klinik

- Hyperglykämie; häufig Hyperkaliämie
- Polyurie
- Dehydratation
- Schwäche
- Kopfschmerzen
- gesteigertes Durstempfinden (Polydipsie)
- azeton- oder obstartiger Geruch in der Atemluft
- Appetitlosigkeit

- Übelkeit und Erbrechen
- generalisierte oder im Oberbauch lokalisierte Bauchschmerzen
- hartes Abdomen und unregelmäßige Darmgeräusche
- Kussmaul-Atmung
- Hypothermie
- Tachykardie
- Hypotonie
- Glukosurie
- Ketonkörper in Blut und Urin
- metabolische Azidose: pH-Wert < 7,3; Bicarbonat < 15 mmol/l; Blutzucker > 250 mg/dl und Ketonurie

Diagnostik

- vollständiges Blutbild
- Bestimmung von Elektrolyten, Glukose, Ketonkörpern und Harnstoff im Serum
- BGA
- EKG
- Röntgen-Thorax
- Urinanalyse auf Ketonkörper
- Urin-, Sputum-, Wund- und Blutkulturen
- Plasmaosmolarität
- Herzenzyme
- Amylase und Lipase

Bei gesunden Menschen sollten keine Ketonkörper im Serum und im Urin vorhanden sein.

Management

- Atmung unterstützen, Sauerstoffmaske, -sonde; ggf. maschinelle Beatmung
- Kontrolle von Atemfrequenz, Atemrhythmus und pH-Wert im Blut

- engmaschiges Vitalzeichenmonitoring
- Kontrolle von Vigilanz
- auf Zeichen einer Hypo- bzw. Hyperkaliämie achten
- Blutzuckerkontrolle und Bestimmung des Ketonkörperspiegels im Serum
- Insulininfusion
- intravenöse Gabe von Puffersubstanzen (z. B. Natriumbikarbonat)
- Gabe von Elektrolyten
- Flüssigkeitszufuhr und Kontrolle von Ein- und Ausfuhr

Diabetes insipidus

Bei einem Diabetes insipidus handelt es sich um eine Störung des Wasser- und Stoffwechselhaushaltes mit der die Ausscheidung großer, unkonzentrierter Urinmengen einhergeht.

Pathophysiologie

Die vier verschiedenen Arten eines Diabetes insipidus sind:

Zentraler Diabetes insipidus

- keine oder zu geringe ADH-Sekretion
- angeboren oder unbekannte Ursache:
  - ZNS-Tumoren
  - zerebrovaskuläre Erkrankung oder Trauma
  - Infektion
  - Granulome
  - Schwangerschaft
  - Hirntod

Renaler Diabetes insipidus

- ADH-Sekretion, aber keine Stimulation der Nierentubuli
- angeboren oder unbekannte Ursache:
  - Obstruktion, die zu einer Behinderung der normalen Urinausscheidung führt
  - chronische tubulointerstitielle Erkrankung
  - Medikamente
  - Elektrolytstörungen

Dipsogener Diabetes insipidus

- wird durch einen Defekt oder eine Schädigung des Durstmechanismus im Hypothalamus verursacht
- führt zu einem abnorm gesteigerten Durst mit vermehrter Flüssigkeitszufuhr, wodurch die ADH-Sekretion unterdrückt und die Urinausscheidung gesteigert wird

Diabetes insipidus in der Schwangerschaft

- tritt nur während der Schwangerschaft auf

Klinik

- Ausscheidung großer Mengen sehr verdünnten Urins mit niedrigem spezifischen Gewicht (Urinmenge nimmt auch bei eingeschränkter Flüssigkeitszufuhr nicht ab)
- starker Durst, vor allem Verlangen nach kaltem Wasser, Eis oder Eiswasser
- Dehydratation
- Hypernatriämie, Hyperosmolarität im Serum
- Symptome eines hypovolämischen Schocks (Bewusstseinsveränderungen, Tachykardie, Tachypnoe und Hypotonie)

Diagnostik

- Flüssigkeitsentzugtest
- Stimulation mit Desmopressin
- ADH-Test
- Plasma- und Urinosmolarität
- klinische Chemie (Elektrolyte)
- Urinanalyse
- zur Feststellung von Verletzungen CT des Kopfes

Management

- Gabe von Desmopressin (ADH-Analogon; ist bei renalem Diabetes insipidus unwirksam)
- bei renalem Diabetes insipidus Ausgleich von Flüssigkeits- und Elektrolytverlusten; evtl. Gabe von Thiaziddiuretika
- Patienten auf evtl. chirurgischen Eingriff vorbereiten
- Kontrolle von Ein- und Ausfuhr; Flüssigkeitsbilanz führen
- engmaschige Vitalzeichenkontrolle
- Flüssigkeits- und Elektrolytersatz je nach Krankheitsstand

Addison-Krise

Die Addison-Krise – auch bekannt als akute Nebennierenrindeninsuffizienz – ist eine schwerwiegende Funktionsstörung der Nebennieren, bei der Aldosteron und Cortisol gar nicht oder in nicht ausreichender Menge produziert werden.

Pathophysiologie

Untergang von Nebennierenrindenzellen → eingeschränkte oder fehlende Sekretion von Mineralokortikoiden (z. B. Aldosteron) und Glukokortikoide (z. B. Kortisol) → Morbus Addison → Erstmanifestation oder unzureichende Therapie des Morbus Addison können sich in einer Addison Krise äußern, häufig bei zusätzlicher Belastung (z. B. Unfall, Infekt)→ Hypoglykämie und hypovolämischer Schock.

Mögliche Ursachen einer Addison-Krise:

- abruptes Beenden einer längeren Kortikoidtherapie
- Verletzung oder Infektion der Nebennierenrinde
- chronische Nebennierenrindeninsuffizienz
- beidseitige Adrenalektomie (chirurgische Entfernung der Nebennieren)
- Medikamente, die die Produktion von Nebennierenhormonen unterdrücken
- Medikamente, die den Steroidstoffwechsel steigern
- Sepsis.

Klinik

- Schockzeichen mit Oligurie, Exsikkose, Koma
- deutliche Schwäche und Müdigkeit
- Hypoglykämie
- Fieber
- Erbrechen
- Durchfall
- Bewusstseinsveränderungen, Verwirrtheit, Schwindel
- Hypotonie
- Tachykardie

- Herzrhythmusstörungen
- fehlende Reaktion auf Vasopressoren

Diagnostik

- ACTH-Stimulationstest
- CT- oder Ultraschalluntersuchung der Nebennieren
- Blutbild (Aldosteron-, Kortisolspiegel)

Management

- Schockbehandlung
- Vitalzeichen-Monitoring
- tägliche Gewichtskontrolle
- strikte Ein- und Ausfuhrkontrolle
- engmaschige Kontrolle des Blutzuckerspiegels
- intravenöse Flüssigkeitssubstitution
- medikamentöser Ersatz von Kortisol (z. B. Hydrocortison i.v.)
- evtl. Legen einer Magensonde
- dauerhafte Substitutionstherapie (Gluko- und Mineralokortikoide), cave: Auf zirkadiane Rhythmen (auch bei Fernreisen) bei der Hormonsubstitution achten.

Thyreotoxische Krise

Die thyreotoxische Krise ist eine seltene lebensbedrohliche Komplikation bei schwerer Hyperthyreose, die durch hohes Fieber, extreme Tachykardie und Bewusstseinsveränderungen gekennzeichnet ist und durch Stress oder Kontrastmitteluntersuchungen ausgelöst wird.

Pathophysiologie

Nach Stress wird TRH (Thyreotropin-Releasing-Hormon) vom Hypothalamus freigesetzt → Stimulation der TSH (thyreoideastimulierendes Hormon) Ausschüttung durch die Hypophyse → TSH führt zu Bildung und Freisetzung von Schilddrüsenhormonen (T3 und T4) aus der Schilddrüse → Umwandlung von T4 in T3, der aktiven Form des Schilddrüsenhormons → erhöhte Schilddrüsenhormonspiegel führen zu Hyperthyreose oder Thyreotoxikose → falls stressbedingt (durch Operation, Infektion, Trauma, diabetische Ketoazidose, Herzinsuffizienz, Lungenembolie, Schwangerschaftstoxikose, Einnahme von Schilddrüsenhormon, Radiojodtherapie, Absetzen von Thyreostatika) weiterer Anstieg von Schilddrüsenhormonen im Serum → thyreotoxische Krise.

Klinik

- hohes Fieber und Hyperthermie
- extreme Tachykardie (> 200/Min.) mit Herzinsuffizienz und Schock
- Unruhe und Agitiertheit, Schlaflosigkeit
- Bauchschmerzen
- Struma
- Übelkeit und Erbrechen
- Nervosität
- Zittern
- Verwirrtheit
- Delir
- Somnolenz, Koma

Verstärkte Symptome einer Hyperthyreose haben Auswirkungen auf den Organismus:

- GI-Trakt
  - Gewichtsverlust durch erhöhten Grundumsatz
  - Durchfall
  - Bauchschmerzen

- Herz-Kreislauf
  - Ödeme
  - Brustschmerzen
  - Dyspnoe
  - Herzrasen, erhöhte Schlagkraft des Herzens

Diagnostik

- Bestimmung des Schilddrüsenhormonspiegels im Serum, Schilddrüsenantikörper
- Leberfunktionstests
- Sonografie der Schilddrüse

Management

- Verringerung der sympathischen Aktivität durch Gabe von Betablockern (z. B. Esmolol), bei Kontraindikation Gabe von Kalziumantagonisten zur Vermeidung einer übermäßigen Hyperthermie
- Verringerung der Produktion von Schilddrüsenhormonen durch Gabe von Thyreostatika (z. B. Propylthiouracil, Methimazol)
- Verringerung der peripheren Umwandlung von T4 in T3 durch Gabe von Glukokortikoiden
- engmaschiges Vitalzeichen-Monitoring
- evtl. Sedierung; Sauerstoffgabe, ggf. maschinelle Beatmung nötig
- BGA-Kontrolle
- intravenöse Gabe von Flüssigkeit mit Glukose zum Ersatz des Glykogens der Leber
- Beobachten von Vigilanz, Schlaf, Ausscheidung, Temperatur und Gewicht
- Kontrolle von Ein- und Ausfuhr, Flüssigkeitsbilanz führen

- hohe Kalorienzufuhr
- Patienten auf mögliche chirurgische Maßnahmen (Strumaresektion) vorbereiten

Syndrom der inadäquaten ADH-Sekretion (SIADH)

Das SIADH kann durch maligne Tumoren, die ADH produzieren oder ausschütten oder auch durch Tumoren, die das Gehirn zur Produktion oder Ausschüttung von ADH anregen, entstehen. SIADH ist auch bei Schädel-Hirn-Traumen eine Komplikation. Auch Medikamente, die häufig bei Krebspatienten eingesetzt werden (z. B. Morphin, Cyclophosphamid), können ein SIADH auslösen. Bei einem SIADH wird von den Nieren vermehrt Flüssigkeit rückresorbiert → übermäßig viel Flüssigkeit im Kreislauf → Hyponatriämie.

Pathophysiologie

Gesteigerte Sekretion von ADH → Hyponatriämie → verstärkte Wasserretention → Stimulation des Renin-Angiotensin-Systems → vermehrte Exkretion von Natrium im Urin.

Klinik

- Schwäche
- Muskelkrämpfe
- neurologische Symptome (Krampfanfälle, Stupor, erhöhte Reizbarkeit)
- Appetitlosigkeit
- Müdigkeit
- Hyponatriämie

- Gewichtszunahme (durch Wassereinlagerung)
- Verwirrtheit
- konzentrierter Urin
- extreme Muskelschwäche
- bei $Na^+ < 110$ kann es zu Krämpfen und Koma kommen → ↑ Mortalität
- Symptome und Zeichen einer Hyponatriämie:
  - verminderter Hautturgor und trockene Schleimhäute Kopfschmerzen
  - verminderte Speichelproduktion
  - orthostatische Hypotonie
  - Appetitlosigkeit, Übelkeit und Erbrechen
  - Bauchkrämpfe
  - Reizbarkeit, Verwirrtheit und Desorientiertheit
  - Krampfanfälle.

Diagnostik

- Bestimmung der Elektrolyte im Urin und Blut
- Urinanalyse
- Sonografie der Nieren
- evtl. CT des Kopfes
- Serum- und Urinosmolarität

Management

- Flüssigkeitseinschränkung
- Kontrolle von Ein- und Ausfuhr
- langsame Zufuhr von Na^+
- evtl. Gabe von ADH-Antagonisten
- tägliche Gewichtskontrolle
- auf Bewusstseinsveränderungen und neurologische Auffälligkeiten achten
- auf Bein- und Armödeme achten

- häufige Elektrolytkontrolle
- evtl. Bestrahlung oder Chemotherapie zur Verringerung der für das SIADH verantwortlichen Tumorprogression, um die ADH-Produktion zu normalisieren

9. Multisystemische Prozesse

Schock

Schockformen:

- **Hypovolämischer Schock:** Verminderung des zirkulierenden oder intravasalen Volumens.
- **Kardiogener Schock:** unzureichende Pumpfunktion des Herzens.
- **Distributiver Schock (Verteilungsschock):** gestörte Verteilung des zirkulierenden Blutvolumens. Beispiele:
  - septischer Schock durch vasoaktiven Infektionsprozess
  - anaphylaktischer Schock durch Überempfindlichkeitsreaktion
  - neurogener Schock durch Störungen im zentralen Nervensystem.

Allgemeine Pathophysiologie

Die Pathophysiologie des Schocks ist komplex, nicht vollständig aufgeklärt und verläuft nicht einheitlich.

- Verlagertes Blutvolumen → ↓ Herzminutenvolumen (HMV) → ↓ Gewebeperfusion → ↑ Herzfrequenz, ↑ Kontraktilität und direkter Transport des Blutes zu den lebenswichtigen Organen (Gehirn) → Zentralisation.
- Renin-Angiotensin-Reaktion → Angiotensin II (Vasokonstriktion) → Freisetzung von Aldosteron und ADH → Retention von Na^+ und H_2O → ↑ Vorlast, Oligurie.
- Stimulation des Hypophysenvorderlappens → Sekretion des adrenocorticotropen Hormons (ACTH) → Stimulation der Nebennierenrinde → Ausschüttung von Glukokortikoiden → ↑ Blutzuckerspiegel.

- Stimulation des Nebennierenmarks → Ausschüttung von Adrenalin und Noradrenalin → Umstellung des Zellstoffwechsels von aerob auf anaerob → Laktatazidose (metabolische Azidose).
- Kardiale Minderdurchblutung → ventrikuläre Insuffizienz.
- Zerebrale Minderdurchblutung → Insuffizienz des sympathischen Nervensystems, Herz- und Atemdepression sowie Versagen der Wärmeregulation.
- ↓ Herzminutenvolumen → ↓ Lungendurchblutung → ↑ Permeabilität der pulmonalen Kapillarwände → ↓ Gausaustausch → pulmonale Vasokonstriktion → akutes Lungenversagen und akutes ARDS.
- Renale Minderdurchblutung → akute tubuläre Nekrose → akutes Nierenversagen.
- Minderdurchblutung des GI-Trakts → Versagen der GI-Organe.
- Multiorgandysfunktionssyndrom (MODS): Versagen von zwei oder mehreren Körpersystemen → Tod.

Klinik

- systolischer Blutdruck < 90 mmHg
- Tachykardie, ↓ Blutdruckamplitude, Herzrhythmusstörungen, fehlende periphere Pulse
- verzögerte Kapillarfüllung und flache Jugularvenen
- Bewusstseinsveränderungen, Verwirrtheit → Lethargie und Bewusstlosigkeit
- anfänglich Hypoxämie und respiratorische Alkalose aufgrund erhöhter Atemfrequenz und vertiefter Atmung → Atemnot → Ateminsuffizienz → respiratorische und metabolische Azidose
- Oligurie → Anurie; ↑ Urinosmolarität und ↑ spezifisches Gewicht
- ↑ Harnstoff und ↑ Kreatinin

- blasse, kalte Haut → aschfahle, kalt-feuchte bis hin zu bläulicher, marmorierter und schweißiger Haut

Diagnostik

- klinische Chemie mit Elektrolyten, Harnstoff und Kreatinin
- vollständiges Blutbild und Gerinnungsprofil
- BGA, Pulsoxymetrie
- Prüfung der Herzleistung (↓ Herzindex, ↓ HMV, ↓ Vorlast, ↓ Druck im rechten Vorhof, ↑ Nachlast und ↑ systemischer Gefäßwiderstand)
- Bestimmung von Laktat im Serum
- Urinanalyse mit Bestimmung von spezifischem Gewicht, Osmolarität und Elektrolyten
- EKG

Management

- Ziel: Wiederherstellen einer ausreichenden Herz-Kreislauf-Funktion und Durchblutung der Organe
- Kontrolle von Vitalzeichen und Hämodynamik über arteriellen Zugang, evtl. Pulmonaliskatheter
- EKG-Monitoring zur Feststellung von Herzrhythmusstörungen
- Kontrolle von Atmung, BGA und Pulsoxymetrie; Wiederherstellung und Sicherung des pulmonalen Gasaustausches
- O_2-Gabe über Nasensonde, Maske oder maschinelle Beatmung; auf Hypoxiezeichen achten
- Kontrolle von Hautfarbe und Temperatur (Fieber)
- Beurteilung von neurologischem Status und Bewusstseinszustand

- intravenöse Gabe von kolloidalen und kristalloiden Lösungen (z.B 0,9 %iges NaCl, Ringerlaktat)
- Legen eines Blasendauerkatheters, Kontrolle von Ein- und Ausfuhr
- Beurteilung des Flüssigkeits- und Elektrolythaushalts
- intravenöse Gabe von Vasopressoren je nach hämodynamischen Parametern
- intravenöse Gabe von Vasodilatatoren und Diuretika zur Senkung der Vor- oder Nachlast
- Gabe von Sympathomimetika und Digoxin zur Verbesserung der Kontraktilität des Herzens
- Gabe von Antiarrhythmika bei Herzrhythmusstörungen
- unterstützende enterale oder parenterale Ernährung
- bei kardiogenem Schock evtl. Einlage einer intraaortalen Ballonpumpe (intraaortale Gegenpulsation) oder eines ventrikulären Unterstützungssystems (Ventricular Assist Device)
- Kontrolle des Milchsäurespiegels im Serum; Gabe von Natriumbicarbonat (nicht empfohlen bei der Behandlung von schockbedingter Laktatazidose)
- Venenthrombose- und Stressulkusprophylaxe je nach Standard des Krankenhauses
- Analgetikagabe und Sedierung

Medikamente

- Gabe von Sympathomimetika zur Verbesserung von Kontraktilität, Schlagvolumen und HMV (z. B. Dobutamin, Adrenalin, Dopamin)
- Gabe von Vasodilatatoren zur Senkung von Vor- und Nachlast und kardialem O_2-Bedarf (z. B. Nitroglyzerin, Nitroprussid)

- Gabe von Vasokonstriktoren zur Erhöhung des Blutdrucks (z. B. Noradrenalin)

Anpassung der Medikamentendosis entsprechend der hämodynamischen Reaktion des Patienten.

Sepsis

Bei einer Sepsis gelangen Mikroorganismen (grampositive, -negative, aerobe und anaerobe Bakterien, Pilze, Viren) von einem Infektionsherd in die Blutbahn, aktivieren die Entzündungsabwehrmechanismen des Körpers und führen zu einer systemischen Entzündungsreaktion. Dabei werden Mediatoren (z. B. Endotoxin, Tumornekrosefaktor) freigesetzt und die plasmatischen Kaskadensysteme aktiviert → septischer Schock → Multiorganversagen → hohe Mortalität.

Pathophysiologie

Infektionsherd → Eindringen in die Blutbahn → Aktivierung von Entzündungsabwehrmechanismen (Leukozyten, Monozyten, Granulozyten)→ Aktivierung von Mediatorsystemen und Freisetzung von Zytokinen → Endothelschädigung → Funktionsstörungen durch ungenügende Sauerstoffversorgung der Zellen → schwere Sepsis → septischer Schock → Multiorganversagen.

Klinik

- Leukozytenzahl (> 12 000/mm^3 oder < 4000/mm^3 oder > 10 % unreife neutrophile Granulozyten), evtl. ↓ Thrombozytenzahl
- Temperatur > 38 °C oder < 36 °C
- Herzfrequenz > 90/Min.

- Tachypnoe mit Atemfrequenzen > 20/Min. oder einem $paCO_2$ < 32 mmHg
- Hypotonie
- Lethargie
- Agitiertheit und Verwirrtheit
- Oligurie

Zwei oder mehrere der genannten Zeichen deuten auf ein SIRS hin:

- Fieber und Schüttelfrost
- Müdigkeit und Unwohlsein
- warme und rosige Haut, später kalte, feuchte und marmorierte Haut
- Hypotonie oder normaler Blutdruck
- größere Blutdruckamplitude
- verminderter rechtsatrialer Druck und linksventrikulärer Schlagvolumenindex
- Horovitz-Quotient (arterieller Sauerstoffpartialdruck [paO_2] geteilt durch inspiratorische Sauerstoffkonzentration [FiO_2]) < 300
- erhöhter Laktatspiegel und Laktatazidose
- verminderte Urinausscheidung → Oligurie
- Ängste und akute Bewusstseinsveränderungen wie Delir, Desorientiertheit, Verwirrtheit, Aggressivität, Agitiertheit, Lethargie oder Koma
- erhöhte Atemfrequenz, Kurzatmigkeit, Rasselgeräusche, Hypoxämie → Lungenödem, akute Lungenschädigung, Ateminsuffizienz
- Übelkeit, Erbrechen, Ikterus, verminderte GI-Motilität und Ileus
- veränderter Kohlenhydrat-, Fett- und Glukosestoffwechsel
- Zeichen von Thrombozytopenie und Gerinnungsstörungen (evtl. Entwicklung einer DIC)
- evtl. Zeichen eines septischen Schocks.

Diagnostik

- Blutbild und Differenzialblutbild (↑ oder ↓ Leukozytenzahl)
- klinische Chemie, Bilirubin, Laktat im Serum (↑), Leberfunktionstests (abnorm) und Protein C (↓)
- Insulinresistenz und ↑ Blutzuckerspiegel
- BGA (Hypoxämie, Laktatazidose)
- Urin-, Sputum-, Wund- und Blutkulturen
- aPTT (↑), INR (↑) und D-Dimere (↑)

Management

Das Management einer Sepsis richtet sich nach dem Schweregrad und danach, ob ein septischer Schock vorliegt oder nicht.

Akutmaßnahmen bei Sepsis

Maßnahmen innerhalb von 6 Stunden nach Diagnose einer schweren Sepsis:

- Bestimmung des Laktatspiegels im Serum
- Entnahme von Blutkulturen vor der Gabe von Antibiotika
- zügige Gabe von Breitbandantibiotika bis Erreger nachgewiesen ist
- Bei Hypotonie und/oder einem Laktatspiegel im Serum von > 4 mmol/l initiale Gabe von mindestens 20 ml/kg kristalloider Lösung und Gabe von Vasopressoren zur Behandlung einer trotz Volumengabe anhaltenden Hypotonie mit dem Ziel eines mittleren arteriellen Drucks (MAP) von > 65 mmHg.

Bei anhaltender Hypertonie und/oder erhöhten Laktatwerten sind folgende Kriterien wichtig: Erhalt eines ZVD von ≥ 8mmHg, einer zentralvenösen Sauerstoffsättigung von ≥ 70 % oder einer gemischt-venösen Sauerstoffsättigung von ≥ 65 %.

Weitere Maßnahmen

Maßnahmen innerhalb von 24 Stunden nach Auftreten einer schweren Sepsis oder eines septischen Schocks:

- niedrig dosierte Gabe von Steroiden bei septischem Schock
- Erhalt eines Blutzuckerspiegels von ≥ 70 mg/dl und < 150 mg/dl.

Weitere pflegerische Maßnahmen

- Kontrolle und Sanierung des Sepsisherdes (evtl. chirurgische Maßnahmen nötig)
- Vitalzeichenkontrolle und ggf. Legen eines arteriellen Zugangs, Kontrolle des MAP (Ziel: ≥ 65mmHg)
- Gabe von Vasopressoren (z. B. Vasopressin, Noradrenalin, Dopamin)
- ggf. Sedierung des Patienten
- Überwachung der Hämodynamik, evtl. wird ein Pulmonaliskatheter gelegt, Aufrechterhaltung eines ZVD von 8–12 mmHg
- Kontrolle der Atmung
- BGA-Kontrolle
- O_2-Gabe über Nasensonde, Maske oder maschinelle Beatmung; Einstellung eines minimalen PEEP zum Erhalt von angestrebtem Atemzugvolumen und endinspiratorischem Plateaudruck
- Lagerung des Patienten nach Standard zur Förderung des Gasaustausches
- Beobachten und Kontrolle des Hautzustandes
- Kopfteil des Bettes auf 45 ° erhöhen
- Bei maschineller Beatmung alle Vorsichtsmaßnahmen zur Vermeidung einer beatmungsassoziierten Pneumonie ergreifen.

- Temperaturkontrolle, evtl. fiebersenkende Maßnahmen
- Beurteilung des neurologischen Status, auf Bewusstseinsveränderungen achten
- Legen eines Blasendauerkatheters und Kontrolle von Ein- und Ausfuhr, Erhalt einer Urinausscheidung von ≥ 0,5 ml/kg/h
- intravenöse Gabe von kolloidalen und kristalloiden Lösungen, Kontrolle des Flüssigkeits- und Elektrolythaushalts
- Beurteilung des Ernährungszustands, enterale oder vollständig parenterale Ernährung und Zufuhr von Lipiden
- zügige Antibiotikagabe nach Diagnostizierung einer Sepsis
- engmaschige Kontrolle des Blutzuckerspiegels evtl. intravenöse Insulingabe
- evtl. Gabe von Blutprodukten
- Venenthrombose- und Stressulkusprophylaxe
- Vermeidung nosokomialer Infektionen

SIRS (systemic inflammatory response syndrome)

Das SIRS ist eine den gesamten Körper betreffende Entzündungsreaktion und ähnelt einer Sepsis. Auslöser können ein schweres Trauma (Verletzungen, Verbrennungen), Ischämie oder ein Schock sein. Das Syndrom kann zu akuter Lungenschädigung, akutem Nierenversagen, Multiorgandysfunktionssyndrom (MODS) und schließlich zum Tod durch Multiorganversagen führen.

Ein SIRS liegt dann vor, wenn mindestens zwei der folgenden Symptome und Zeichen vorliegen:

- Temperatur > 38 °C oder < 36 °C
- Herzfrequenz > 90/Min.
- Tachypnoe mit Atemfrequenzen > 20/Min. oder einem $paCO_2 < 32$ mmHg
- Leukozytenzahl > 12 000/mm³, < 4000/mm³ oder > 10 % unreife neutrophile Granulozyten.

Symptome, Zeichen und Management eines SIRS entsprechen denen einer (schweren) Sepsis und eines septischen Schocks.

Multiorgandysfunktionssyndrom (MODS)

Das MODS wird als physiologisches Versagen von mehreren voneinander unabhängigen Organsystemen definiert. Das Syndrom kann durch Tod durch Multiorganversagen führen, da die Homöostase ohne spezifische Interventionen nicht aufrechterhalten werden kann.

Bei folgenden Prozessen besteht ein Risiko, ein MODS zu entwickeln:

- Polytrauma
- Massivtransfusionen oder Sepsis
- Blutung oder Schock
- chirurgische Komplikationen
- akute Pankreatitis
- Verbrennungen, erhebliche Gewebeschädigung und/oder Nekrosen
- Aspiration
- unzureichende lebensnotwendige Flüssigkeitszufuhr.

Symptome, Zeichen sowie Maßnahmen eines MODS entsprechen denen einer (schweren) Sepsis und eines septischen Schocks. Die Notwendigkeit zur Dialyse ist ein frühes Warnzeichen für die Entwicklung eines MODS.

Trauma

Pathophysiologie

Stumpfes Trauma: infolge Kraftfahrzeugunfall, Sturz, Schlag, Explosion, Kontaktsportarten, stumpfer Gewalteinwirkung (z.B. Baseballschläger); Verletzung innerer Organe.

Penetrierende Verletzungen: infolge Schusswunden, Messerstecherei, Feuerwaffen oder anderer spitzer Gegenstände

- Direkte Schädigung innerer Strukturen entlang der Penetrationsstelle.
- Penetrierende Verletzungen erfordern in der Regel einen chirurgischen Eingriff.

Schädel-Hirn-Trauma: infolge Schädelverletzungen, Gehirnerschütterung, Hirnprellung, zerebralem Hämatom; offene oder gedeckte Schädel-Hirn-Verletzung.

Brust- oder Thoraxverletzungen: infolge stumpfer oder penetrierender Verletzung.

- Häufige Verletzungen sind Rippenfrakturen, instabiler Thorax, rupturiertes Zwerchfell, Aortenruptur, Lungenkontusion, Spannungs- oder offener Pneumothorax, Hämothorax, penetrierende oder stumpfe Herzverletzungen und Herzbeuteltamponade.

Bauchverletzungen: infolge stumpfer oder penetrierender Verletzung.

- Häufig sind Verletzungen von Leber, Milz, Nieren, Harnblase und Becken.

Muskel-Skelett-Verletzungen: Rückenmarksverletzung, Frakturen, Dislokationen, Amputationen und Gewebeschädigungen; nach Röhrenknochenfrakturen besteht die Gefahr einer Fettembolie.

Diagnostik

- vollständiges Blutbild
- klinische Chemie mit Elektrolyten, Blutzucker, Harnstoff und Kreatinin
- Leberfunktionstests
- Bestimmung der Serumamylase bei Verdacht auf Pankreasverletzung oder bei Magen-Darm-Perforation
- Laktatspiegel im Serum
- PT und PTT
- Urinanalyse
- BGA, Pulsoxymetrie
- EKG
- Blutgruppenbestimmung und Kreuzprobe für eventuelle Bluttransfusion
- Drogen- und Alkoholscreening
- Schwangerschaftstest bei Frauen im gebärfähigen Alter
- verletzungsspezifische Röntgenuntersuchungen (z. B. Thorax, Abdomen, Becken, Extremitäten)
- CT des Abdomens und Ultraschall
- diagnostische Peritoneallavage bei Verdacht auf interne abdominelle Blutungen
- evtl. rektale oder vaginale Untersuchung

Management

Das Management richtet sich nach der Art des Traumas.

- Vitalzeichen-Monitoring, Stabilisierung der Vitalfunktionen, Aufrechterhaltung eines adäquaten Blutdrucks; auf Zeichens eines hypovolämischen Schocks achten
- Sicherung der Atemwege, Überprüfung der Atmung auf Verletzungszeichen, Tachypnoe, Einsatz der Atemhilfsmuskulatur, Trachealverschiebung, Stridor, Hyperresonanz, dumpfes Perkussionsgeräusch, Tiefe und Symmetrie der Atemzüge
- BGA-Kontrolle und Pulsoxymetrie
- Untersuchung der Brustwand auf Instabilität oder Pneumothorax
- O_2-Gabe über Nasensonde, Maske oder maschinelle Beatmung, Verwendung eines Oropharyngeal-, Nasopharyngeal- oder Endotrachealtubus
- Legen einer Thoraxdrainage bei vorliegendem Pneumothorax
- auf Blutungszeichen achten, evtl. Transfusion nötig
- intravenöser Flüssigkeitsersatz
- Beurteilung des neurologischen Status mithilfe der Glasgow-Koma-Skala, auf Zeichen von Verwirrtheit und Desorientiertheit achten
- evtl. Ruhigstellung von Wirbelsäule und HWS-Bereich bis zum Ausschluss von Rückenmarks-, Kopf- und Halsverletzungen
- Vermeidung einer Hypothermie durch Einsatz von Decken, Wärmedecken und Wärmelampen
- Legen eines Blasendauerkatheters, Kontrolle der Ein- und Ausfuhr sowie des Flüssigkeits- und Elektrolythaushalts
- Untersuchung des Abdomens; auf Darmgeräusche, Abwehrspannung, Hämatome, Berührungsempfindlichkeit, Schmerzen, aufgetriebenen Bauch und Peritonealreizung achten

- bei Bauchverletzungen evtl. Durchführung einer Peritoneallavage
- Einführung einer Magensonde zur Vermeidung einer Magendehnung, zur Verringerung der Aspirationsgefahr und zur Kontrolle von GI-Blutungen
- enterale oder parenterale Ernährung
- Beobachten von Hautfarbe (Blässe), Hämatomen, gestaute Halsvenen und Ödemen
- Untersuchung auf Weichteilverletzungen, Deformierungen, Wunden, Hautblutungen, Druckschmerz, Krepitation und subkutanes Emphysem
- Gabe von Breitbandantibiotika zur Vermeidung und Behandlung einer Infektion; auf Zeichen einer Sepsis achten; Vermeiden von nosokomialen Infektionen
- Analgetikagabe bei Schmerzen und Sedierung, falls erforderlich
- Venenthrombose- und Stressulkusprophylaxe
- Tetanusprophylaxe

Komplikationen

- Hypermetabolismus innerhalb von 24–48 Stunden nach Verletzungseintritt
- Infektion und Sepsis, SIRS, MODS
- akute Ateminsuffizienz oder ARDS
- tiefe Venenthrombose, Lungen- oder Fettembolie
- akutes Nierenversagen
- Kompartmentsyndrom
- Verdünnungskoagulopathie

Verbrennungen

Bei Verbrennungen kommt es zu thermischen, elektrischen oder chemischen Verletzungen.

Tabelle 9.1: Einteilung von Verbrennungen

Art der Verbrennung	Ausmaß der Verbrennung	Beschreibung der Verbrennungsverletzung
Verbrennung 1. Grades	• Zerstörung der Epidermis • keine Beeinträchtigung des Koriums und der Blutversorgung der Haut	• Rötung • Weißfärbung auf Druck • geringfügiges oder fehlendes Ödem • Kribbeln • Überempfindlichkeit • Schmerzen, die bei Kühlung nachlassen
Verbrennung 2. Grades	• Zerstörung von Epidermis und oberflächlichen Anteilen der Dermis • tiefe Verbrennung 2. Grades: Verletzung tiefer gelegener Anteile der Dermis, nekrotische Epidermis, ↓ Schmerzempfindlichkeit	• schmerzhafte Wunde • rot, blass oder gefleckt • Blasenbildung, Ödem • Exsudat • intakte Haarfollikel • ↓ Weißfärbung auf Druck • empfindlich gegenüber kalter Luft
Verbrennung 3. Grades	• Zerstörung aller Hautschichten mit Zerstörung von Haarfollikeln und Schweißdrüsen • evtl. Zerstörung des darunter liegenden Gewebes	• blass weiße, kirschrote, braune oder schwarze lederartige Kruste • Hautschädigung mit freiliegendem Fett • Ödem, Nekrosen • Schmerzlosigkeit, Verlust der Sensibilität
Verbrennung 4. Grades	• irreversible Zerstörung von Haut, Faszien, Muskeln und Knochen	• harte, lederartige Kruste • Gefühllosigkeit • Knochenbrand

Bei einer Kälteverbrennung ist die Haut Kälte ausgesetzt (durch Schnee oder kalte Luft → Frostbeulen) oder kommt mit Trockeneis oder Druckluftsprays in Kontakt. Die Behandlung von Kälte- und anderen Verbrennungen ist gleich.

Pathophysiologie

Verbrennungen von < 25 % der gesamten Körperoberfläche → lokale Reaktion auf Verletzung.
Verbrennung von > 25 % der gesamten Körperoberfläche → lokale und systemische Reaktion auf Verletzung.

Es gibt drei Zonen einer thermischen Verletzung:

- Koagulationszone mit irreversibler Gewebsnekrose
- Stasezone (umgibt die Koagulationszone):
  - eingeschränkte Durchblutung, Gefäßschädigung
  - Gewebeschädigung kann durch eine adäquate Versorgung und Behandlung möglicherweise behoben werden.
- Hyperämiezone (umgibt die Stasezone):
  - minimale Gewebsverletzung und Beleg für eine frühzeitige Heilung.

Phasen nach Eintritt einer Verbrennungsverletzung

Nach Eintritt einer Verbrennungsverletzung sind zwei Phasen der körperlichen Reaktion feststellbar: die Schockphase (Akutphase) und die Intermediärphase (Latenzphase).

Schockphase (Akutphase)

Die Schockphase beginnt zum Zeitpunkt des Verletzungseintritts und hält 48 bis 72 Stunden an, bis sich die Flüssigkeits- und Eiweißverschiebungen stabilisiert haben.

- Auftreten der durch die Verbrennung verursachten Gewebsschädigung → ↑ Permeabilität der Kapillarmembran → Flüssigkeitsverschiebungen vom vaskulären in den interstitiellen Raum → ↓ Herzminutenvolumen, ↓ Organdurchblutung, ↓ Blutdruck, ↑ Herzfrequenz und periphere Vasokonstriktion → ↓ renale Durchblutung → ↓ Nierenfunktion → akutes Nierenversagen
- Flüssigkeits- und Elektrolytverlust → ↓ onkotischer Druck in den Gefäßen → Ödembildung
- Freisetzung von K^+ aus der Gewebsverletzung, ↓ renale Exkretion von K^+ → Hyperkaliämie
- Hämolyse → Hämaturie, Myoglobin im Urin, Anämie
- Gerinnungsstörungen → verlängerte Gerinnungs- und Prothrombinzeit
- metabolische Azidose
- allgemein verminderte Gewebedurchblutung aufgrund des ↓ zirkulierenden Blutvolumens → Verbrennungsschock, hypovolämischer Schock→ ↓ Blutdruck und Tachykardie
- Hypothermie infolge Verlust der Hautbarriere → problematische Temperaturregelung

Resorptionsphase (Intoxikationsphase)

Diese Phase ist meist durch den Beginn der Diurese gekennzeichnet; ca. 48 bis 72 Stunden nach Verletzungseintritt

- wiederhergestellte Integrität der Kapillarmembran → Flüssigkeitsrückresorption vom interstitiellen in den intravasalen Raum → ↑ Blutvolumen → Diurese bei guter Nierenfunktion
- evtl. Flüssigkeitsüberlastung
- hoher Energieverbrauch (Hypermetabolismus)

- Blutverdünnung führt zu einem Abfall von Elektrolyten und Hämatokrit im Serum
- evtl. Natriummangel
- K^+ kehrt in die Zellen zurück → Hypokaliämie
- weiterhin Eiweißverlust über die Wunde → Einschwemmen von Eiweißzerfallprodukten in die Blutbahn → Schädigung von Leber und Niere

Nach diesen Phasen besteht hohe Gefahr für Sekundärinfektionen der Brandwunden und anderer Organe (z. B. Pneumonie; Ulkus) → Gefahr einer Sepsis.

Diagnostik

Berechnung der gesamten verbrannten Körperoberfläche nach der Neunerregel:

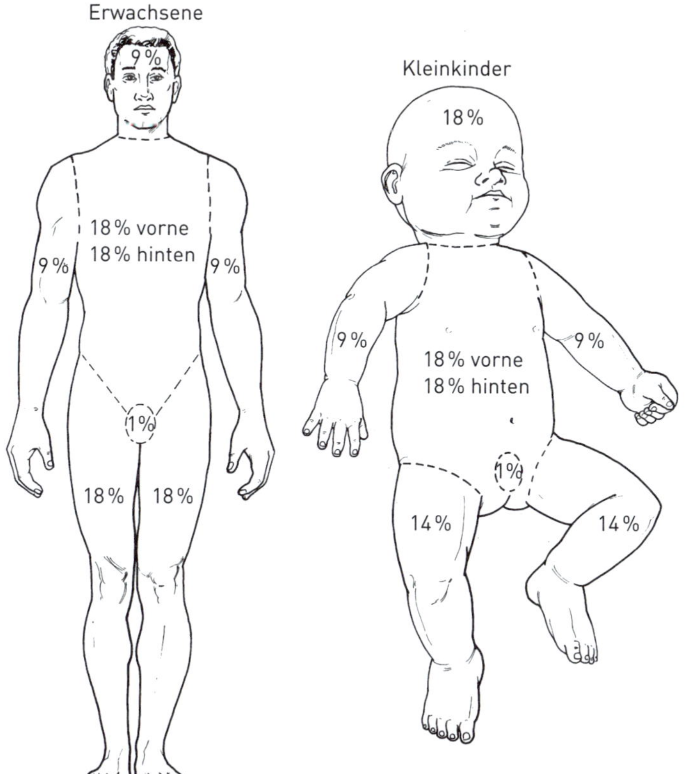

Abbildung 9.1: Ermittlung der verbrannten Körperfläche (Neunerregel)

- vollständiges Blutbild
- klinische Chemie mit Elektrolyten, Blutzucker, Harnstoff und Kreatinin
- Leberfunktionstests
- Laktatspiegel im Blut
- PT und PTT
- Urinanalyse (insbesondere spezifisches Gewicht, pH-Wert, Glukose, Azeton, Eiweiß und Myoglobin)
- BGA, Pulsoxymetrie und Carboxyhämoglobin (CO-Hb)
- EKG
- Blutgruppenbestimmung und Kreuzprobe
- Drogen- und Alkoholscreening
- Schwangerschaftstest bei Frauen im gebärfähigen Alter
- verletzungsspezifische Röntgen-Untersuchungen (z. B. Thorax, Abdomen, Becken, Extremitäten)
- CT des Abdomens (evtl. Ultraschall)
- Bronchoskopie bei Inhalationstrauma

Management

Das Management von Verbrennungsverletzungen richtet sich nach dem Verletzungsort und dem Ausmaß der Verletzung.

- intravenöse Volumengabe zum Ersatz von Flüssigkeit und Elektrolyten; mehrere Formeln stehen zur Berechnung zur Verfügung:
  - Gabe von 2 ml/kgKG Ringerlaktat × Prozentzahl verbrannter Oberfläche (Shriners Burns Institute)
  - Ringer-Laktat-Lösung 1,5ml/kgKG × % verbrannter Oberfläche, zusätzlich kolloidale Lösungen 0,5 ml/kgKG × % verbrannter Oberfläche; außerdem bis zu 2l Glukose 5% (Brooke-Formel)

- kontinuierliches Vitalzeichen-Monitoring, Beobachtung von arteriellem Blutdruck und zentralem Venendruck
- Atemwege sichern, Intubation oder Tracheostomie, falls erforderlich; Gabe von 100 %igem befeuchteten O_2 über Nasensonde, Maske oder maschinelle Beatmung
- Beurteilung der Atmung, Atemtraining, Patienten zum Husten und tiefen Ein- und Ausatmen anleiten und anregen, Patienten bei Bedarf absaugen oder Gabe von Bronchodilatatoren
- BGA-Kontrolle, Pulsoxymetrie, auf Zeichen einer Hypoxämie achten
- Ruhigstellung der Wirbelsäule bis zur genauen Feststellung der Verletzungsart
- sofortige Spülung von chemischen Verbrennungen
- Beurteilung von verbrannter Körperoberfläche und Tiefe der Verletzungen
- Analgetikagabe zur Linderung der Schmerzen, regelmäßige Schmerzkontrolle
- evtl. Legen eines Pulmonaliskatheters zur Kontrolle der Hämodynamik
- periphere Pulskontrolle (evtl. mit Doppler)
- Einführen einer Magensonde bei Verbrennungen (cave: GI-Blutungen)
- Abhören der Darmgeräusche, evtl. Gabe von Antiemetika
- Patienten zu Beginn nüchtern lassen, Beurteilung des Ernährungszustands, später enterale oder parenterale Ernährung, Aspirationsprophylaxe
- Legen eines Blasendauerkatheters, Kontrolle von Ein- und Ausfuhr, Beurteilung von Farbe und Beimengungen des Urins, burgunderrot gefärbter Urin enthält Hämochromogen und Myoglobin

- tägliche Gewichtskontrolle, bei Aufnahme Messung der Körpergröße des Patienten
- Elektrolytkontrolle
- Beurteilung des neurologischen Status, auf Konzentrationsstörungen und Bewusstseinsveränderungen achten
- Kontrolle von Temperatur, Kapillarfüllungszeit, Empfindungsvermögen und Beweglichkeit der Extremitäten
- Kopfteil des Bettes auf 30°–45° erhöhen
- Tetanusprophylaxe
- auf Zeichen einer Infektion oder Sepsis achten, aseptische Versorgung von Verbrennungswunden und Gefäßzugängen
- Venenthrombose- und Stressulkusprophylaxe
- Durchführung von aktiven und passiven Bewegungsübungen
- Behandlung der Anämie, evtl. Gabe von Blutprodukten
- Patienten warm halten und mit sterilen Laken und Decken abdecken, evtl. intravenöse Gabe von erwärmten Flüssigkeiten
- Umkehrisolation zur Infektionsprophylaxe
- auf erhöhte Raumtemperatur und erhöhte Luftfeuchtigkeit achten (Verlust des Schutzmechanismus der Haut führt zu zusätzlichem Energieverlust durch Wärmeabgabe)
- Temperaturkontrolle, Vermeidung von Schüttelfrost und Zittern
- psychosoziale Unterstützung von Patienten und Angehörigen

Bei Verbrennungen, die zirkulär um den Körper verlaufen, kann eine Escharotomie notwendig werden; dabei wird die Verbrennungswunde (3. Grades) zick-zack-förmig am Thorax eingeschnitten, um Konstriktionen zu verhindern, eine Druckentlastung herbeizuführen, die Atmung zu verbessern sowie den Blutfluss und die Gewebeperfusion zu verbessern.

Wundversorgung

- Ziel: Infektion der Wunden und überschüssige Narbenbildung vermeiden
- Abtragung der Nekrosen und Wundverschluss: Exzision mit Deckung der Wunde mit Hauttransplantat (Spalthaut, Allotransplantat)
- Offene Wundbehandlung: Trocknen der Wunde durch vollständiges Offenhalten der Wunden (Patienten auf sterile Gaze betten); evtl. Exsudat entfernen oder Wunde spülen; Druck auf die betroffenen Stellen vermeiden.
- Einsatz von antiseptischen Salben, antiseptischen Spüllösungen
- evtl. feuchte Abdeckung der Wunde mit sterilen Lösungen (z.B. NaCl- oder lokale Antibiotikalösungen)
- Vorbereitung des Patienten auf Débridement
- auf ausreichende Schmerzmedikation des Patienten vor der Wundbehandlung achten
- evtl. Einsatz von Pumpen zum vakuumassistierten Wundverschluss in Kombination mit verschiedenen Verbänden zur Verbesserung der Wundheilung

Gewebetransplantation

Zur Gewebetransplantation stehen verschiedene biologische und synthetische Transplantate zur Verfügung:

- homologes oder allogenes Transplantat: Haut eines anderen Menschen
- heterologes oder xenogenes Transplantat: Haut eines Tieres (z.B. Schweinehaut)
- Autotransplantat: eigene Haut, die von einer Körperstelle an eine andere Stelle verpflanzt wird

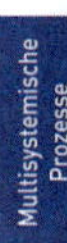

- vorübergehender biosynthetischer Hautersatz
- permanenter biosynthetischer Hautersatz.

Komplikationen

- Hypovolämie
- eingeschränkte Nierenfunktion, evtl. akutes Nierenversagen
- Infektion und Sepsis
- paralytischer Ileus (↓ Darmgeräusche, aufgetriebener Bauch, Übelkeit und Erbrechen)
- Magen-Darm-Ulzera
- metabolische Azidose
- Gewebsnekrose
- Hypothermie
- akute Ateminsuffizienz und ARDS
- beatmungsassoziierte Pneumonie
- Narbenbildung
- geschwächte Immunabwehr
- funktionelle Einschränkungen, Veränderung des Erscheinungs- und Körperbildes und damit evtl. verbundene Depressionen

Entstehung eines Kompartmentsyndroms infolge erhöhtem Druck in den Faszienkompartimenten einer Extremität → Kompression und Okklusion von Blutgefäßen und Nerven zur Extremität. Symptome: verzögerte Kapillarfüllung, gespannte Haut, progressiv schwächer werdende oder fehlende Pulse in der Extremität, starke Schmerzen, Parästhesien und Paralyse der Extremität → Ischämie und Nekrose → Verlust der Extremität. Eine Escharotomie (operative Entfernung von Wundschorf) ist die Behandlung der Wahl.

Abdominelles Kompartmentsyndrom mit folgenden Symptomen: erhöhter intraadomineller Druck, verminderte Urinausscheidung und Atemprobleme. Behandlung durch Laparotomie, Thorax-Escharotomie und Gabe von Diuretika.

Anhang

Anhang 1 Abkürzungs- und Symbolverzeichnis

<	kleiner als
>	größer als
≤	kleiner-gleich
≥	größer-gleich
°	Grad
↓	niedrig
↑	hoch
μ	Mikro
ABGA	arterielle Blutgasanalyse
ACLS	erweiterte lebensrettende Maßnahmen (Advanced Cardiac Life Support)
ACS	akutes Koronarsyndrom
ACT	aktivierte Gerinnungszeit
ACTH	adrenocorticotropes Hormon
ACV	Assist Controlled Ventilation
ADH	antidiuretisches Hormon
AICD	automatischer implantierbarer Cardioverter Defibrillator
ALAT	Alaninaminotransferase
ANV	akutes Nierenversagen

aPTT	aktivierte partielle Thromboplastinzeit
ARDS	Acquired Respiratory Distress Syndrome (akutes Lungenversagen)
ASAT	Aspartat-Amino-Transferase
AT III	Antithrombin III
BE	Base Excess
BGA	Blutgasanalyse
BiPAP	Bilevel Positive Airway Pressure
BIS	Bispektraler Index
BMI	Body Mass Index
BNP	B-Typ natriuretisches Peptid
BSG	Blutsenkungsgeschwindigkeit
BZ	Blutzucker
CAM	Confusion Assessment Method
CAVH	kontinuierliche arteriovenöse Hämofiltration
CDC	Centers for Disease Control and Prevention (staatliche US-amerikanische Behörde zum Schutz von Gesundheit und Sicherheit der Bevölkerung)
CK	Kreatinkinase
CK-MB	Kreatinkinase Isoenzym MB
CMV	Controlled Mechanical Ventilation
CO	Kohlenmonoxid
CO_2	Kohlendioxid
CO-Hb	Carboxyhämoglobin
COPD	chronisch obstruktive Lungenerkrankung (Chronic Obstructive Pulmonary Disease)

CPAP	Continuous Positive Airway Pressure
CPIS	Clinical Pulmonary Infection Score
CPP	zerebraler Perfusionsdruck (Cerebral Perfusion Pressure)
CPR	kardiopulmonale Reanimation
CRP	C-reaktives Protein
CT	Computertomografie
CVVH	kontinuierliche venovenöse Hämofiltration
diast. PA-Druck	diastolischer Pulmonalarteriendruck
DIC	disseminierte intravasale Gerinnung (Verbrauchs-koagulopathie) (Disseminated Intravascular Coagulation)
DO_2	Sauerstoffangebot
DSM-IV	4. Ausgabe des Diagnostic and Statistical Manual of Mental Disorders
EBCT	Elektronenstrahl-Computertomografie
ECMO	extrakorporale Membranoxygenierung
EEG	Elektroenzephalografie
EF	Ejektionsfraktion
EKG	Elektrokardiogramm
ERCP	endoskopische retrograde Cholangiopankreatografie
$etCO_2$	endexspiratorischer CO2
FFP	frisch gefrorenes Plasma (Fresh Frozen Plasma)
FiO2	inspiratorische Sauerstoffkonzentration
FRC	funktionelle Residualkapazität
GFR	glomeruläre Filtrationsrate
GI	gastrointestinal
H_2O	Wasser

Anhang

Hb	Hämoglobin
HCG	humanes Choriongonadotropin
HCO_3	Hydrogencarbonat
HFJV	Hochfrequenz-Jet-Ventilation
HI	Herzindex
Hk	Hämatokrit
HLA	humane Leukozyten-Antigene
HMV	Herzminutenvolumen
IABP	intraaortale Ballonpumpe
ICD	implantierbarer Cardioverter/Defibrillator
ICP	intrakranieller Druck (Intracranial Pressure)
I.E.	internationale Einheiten
IMV	Intermittent Mandatory Ventilation
INR	International Normalized Ratio
IRV	Inverse Ratio Ventilation
ITS	Intensivstation
J	Joule
K^+	Kalium
KF	Kammerflimmern
KHK	koronare Herzkrankheit
LAP	linksatrialer Druck (Left Atrial Pressure)
LVEDP	linksventrikulärer enddiastolischer Druck (Left Ventricular Enddiastolic Pressure)
LVSWI	linksventrikulärer Schlagarbeitsindex (Left Ventricular Stroke Work Index)
MAP	mittlerer arterieller Druck (Mean Arterial Pressure)

MI	Myokardinfarkt
MODS	Multiorgandysfunktionssyndrom
MRA	Magnetresonanzangiografie
MRSA	methicillin-resistenter Staphylococcus aureus
MRT	Magnetresonanztomografie
Na^+	Natrium
$NaHCO_3$	Natriumhydrogencarbonat
NSAID	nichtsteroidale Antiphlogistika (Nonsteroidal Antiinflammatory Drugs)
NSR	normaler Sinusrhythmus
NSTEMI	Nicht-ST-Hebungsinfarkt
p.o.	per os (oral)
$paCO_2$	arterieller Kohlendioxidpartialdruck
PAH	pulmonal-arterielle Hypertonie
paO_2	arterieller Sauerstoffpartialdruck
pAO_2	alveolärer Sauerstoffpartialdruck
PAP	pulmonalarterieller Druck (Pulmonary Arterial Pressure)
PAP_m	mittlerer pulmonalarterieller Druck (mean Pulmonary Arterial Pressure)
$PbrO_2$	Sauerstoffpartialdruck im Hirngewebe
PCI	perkutane Koronarintervention
pCO_2	Kohlendioxidpartialdruck
PCWP	pulmonaler Kapillardruck (Wedge-Druck)
PEA	pulslose elektrische Aktivität
PEEP	positiver endexspiratorischer Druck (Positive End-Expiratory Pressure)

PEG	perkutane endoskopische Gastrostomie
PEJ	perkutane endoskopische Jejunostomie
PET	Positronen-Emissions-Tomografie
$pETCO_2$	Kohlendioxidpartialdruck am Ende der Exspiration
pg	Pikogramm
pH	Potenz und Maß für Wasserstoffionenkonzentration (H)
pO_2	Sauerstoffpartialdruck
PSV	Pressure Support Ventilation
PSVT	paroxysmale supraventrikuläre Tachykardie
PT	Prothrombinzeit
PTT	partielle Thromboplastinzeit
PVR	pulmonalvaskulärer Widerstand
PVRI	pulmonalvaskulärer Widerstandsindex
q	jede, jeder (quaque)
RAP	rechtsatrialer Druck (Right Atrial Pressure)
rt-PA	rekombinanter gewebespezifischer Plasminogenaktivator
RVSWI	rechtsventrikulärer Schlagarbeitsindex (Right Ventricular Stroke Work Index)
s	Sekunde
SARS	schweres akutes respiratorisches Syndrom
SAS	Smiley-Analog-Skala
SAS	Sedation-Agitation-Scale
SI	Schlagindex
SIADH	Syndrom der inadäquaten ADH-Sekretion
SIMV	Synchonized Intermittent Mandatory Ventilation

SIRS	systemisches inflammatorisches Respons-Syndrom
$SjvO_2$	venöse Sauerstoffsättigung im Bulbus jugularis
SPECT	Single-Photon-Emissionscomputertomografie
SpO_2	Sauerstoffsättigung
STEMI	ST-Hebungsinfarkt
SV	Schlagvolumen
SVES	supraventrikuläre Extrasystolen
SvO_2	systemische venöse Sauerstoffsättigung
SVR	systemischer vaskulärer Widerstand
SVRI	systemischer vaskulärer Widerstandsindex
SVT	supraventrikuläre Tachykardie
syst. PA-Druck	systolischer Pulmonalarteriendruck
T3	Triiodthyronin
T4	Thyroxin (Tetraiodthyronin)
TEE	transösophageale Echokardiografie
TIA	transitorische ischämische Attacke
TIPS	transjugularer intrahepatischer portosystemischer Shunt
TnI	Troponin I
TPE	totale parenterale Ernährung
TRH	Thyreotropine Releasing Hormone
TSH	thyreoideastimulierendes Hormon
TVT	tiefe Venenthrombose
V/Q	Ventilations-Perfusions-Verhältnis (V/Q-Quotient)
VAS	visuelle Analog-Skala
VES	ventrikuläre Extrasystolen

VF	Kammerflimmern
VHF	Vorhofflimmern
VO_2	Sauerstoffaufnahme
VT	ventrikuläre Tachykardie
VV-ECMO	veno-venöse extrakorporale Membranoxygenierung
ZNS	zentrales Nervensystem
ZVD	zentraler Venendruck

Vermeidung von EKG-Störungen

- Elektroden für die Ableitungen an den richtigen Stellen platzieren. Eine nicht korrekte Platzierung kann zu falschen Ergebnissen führen.
- Keine Elektroden auf Hautstellen über knochigen Arealen kleben.
- Bei Patientinnen mit großer Brust Elektroden unterhalb der Brust aufkleben. Die EKG-Aufzeichnung ist an den Stellen mit dem wenigsten Fettgewebe am genauesten.
- Bei schwitzenden Patienten Hautstellen, auf die Elektroden geklebt werden, mit Benzointinktur abreiben. Die Elektroden haften dann besser.
- Hautstellen, auf die Elektroden geklebt werden, rasieren, wenn die Haare den Kontakt zwischen Haut und Elektrode behindern.
- Gebrauchte Elektroden entsorgen und neue verwenden, wenn das Gel auf der Rückseite angetrocknet ist.
- Regelmäßiges Wechseln der Elektroden sowie auf Hautschäden, -veränderungen achten

EKG-Auswertung

Patientenname: ______________________________

Geschlecht: ☐ weiblich ☐ männlich

Herzfrequenz: ________/min

- normal (60–100/min) ☐ ja ☐ nein
- Bradykardie (< 60/min) ☐ ja ☐ nein
- Tachykardie (> 100/min) ☐ ja ☐ nein

Rhythmus

- regelmäßig ☐ ja ☐ nein
- unregelmäßig ☐ ja ☐ nein
- P-Wellen ☐ ja ☐ nein

P-Wellenform

- normal (einheitliche Wellenform) ☐ ja ☐ nein
- invertiert ☐ ja ☐ nein

P-Welle mit QRS-Komplex verbunden ☐ ja ☐ nein

normales PR-Intervall (0,12–0,20 s) ☐ ja ☐ nein

P-Wellen und QRS-Komplexe miteinander verbunden ☐ ja ☐ nein

QRS-Intervall

- normal (0,06–0,10 s) ☐ ja ☐ nein
- breit (→ 0,10 s) ☐ ja ☐ nein

Sind die QRS-Komplexe gruppiert oder nicht?

Werden Schläge ausgelassen (Systolenausfall)?

Gibt es eine kompensatorische oder nicht-kompensatorische Pause?

QT-Intervall: ______________________________

Interpretation: ______________________________

Wichtige Telefonnummern

	Telefon/Funk/Mobiltelefon
Reanimation:	
Vergiftungszentrale:	
Polizei:	
Feuerwehr:	

Kommunikation bei Verständigungsproblemen

<table>
<tr><td colspan="2">Schmerzen</td><td>1</td><td>2</td><td>3</td><td>4</td><td>5</td><td>6</td><td>7</td><td>8</td><td>9</td><td>10</td></tr>
<tr><td colspan="4">Ja</td><td colspan="4">Nein</td><td colspan="4">Danke</td></tr>
<tr><td colspan="4">Mir ist kalt</td><td colspan="4">Mir ist heiß</td><td colspan="4">Ich bin krank</td></tr>
<tr><td colspan="6">Ich habe Durst</td><td colspan="6">Ich habe Hunger</td></tr>
<tr><td colspan="6" rowspan="3">Bitte bringen Sie mir:
• eine Decke
• eine Brille
• meine Zahnprothese
• meine Hörgeräte</td><td colspan="6">Bitte leeren Sie:
• meine Bettschüssel
• meine Urinflasche
• meinen Müllbeutel</td></tr>
<tr><td colspan="6">Bitte stellen Sie das Kopfteil:
• höher
• niedriger</td></tr>
<tr><td colspan="6">Bitte stellen Sie das Fußteil:
• höher
• niedriger</td></tr>
<tr><td colspan="4">Mundpflege</td><td colspan="4">Baden</td><td colspan="4">Duschen</td></tr>
<tr><td colspan="3">TV</td><td colspan="3">Licht</td><td colspan="3">An</td><td colspan="3">Aus</td></tr>
</table>

Literatur

Websites zu evidenzbasierten Maßnahmen in der Intensivpflege/-therapie

Agency for Healthcare Research & Quality	www.ahrq.gov
Algorithms for the Medical ICU	www.clevelandclinicmeded.com/micu
American Association of Critical-Care Nurses	www.aacn.org
American College of Cardiology	www.acc.org
American Heart Association	www.americanheart.org
American Thoracic Society	www.thoracic.org
Brain Dysfunction in Critically Ill Patients	http://www.icudelirium.org/delirium/
Centers for Disease Control & Prevention	www.cdc.gov
Emergency Nurses Association	www.ena.org
Healthcare Freeware (2005)	www.healthcarefreeware.com/icu htm
Institute for Healthcare Improvement Critical Care	www.ihi.org/IHI/Topics/CriticalCare/
Internet Stroke Center	www.strokecenter.org
Medscape	www.medscape.com
National Guideline Clearinghouse	www.guideline.gov
National Heart Lung & Blood Institute	www.nhlbi.nih.gov

National Spinal Cord Injury Association	www.spinalcord.org
Sedation, Analgesia, and Neuromuscular Blockade in the ICU	www.mc.vanderbilt.edu/surgery/trauma/Protocols/SedationAnalgesiaGuidelines.pdf
Surviving Sepsis Campaign	www.survivingsepsis.org/implement/bundles

Englischsprachige Literaturhinweise

Badesch, D.B.; Abman, S.H.; Simonneau, G.; Rubin, L.J.; McLaughlin, V.V. (2007): Medical therapy for pulmonary hypertension. Chest. 131 (6):1917–1928.

Broscious, S.K.; Castagnola, J.: Chronic kidney disease (2006): Acute manifestation and role of critical care nurses. Crit Care Nurs. 26 (4): 17–27.

Gay, S.E.; Ankney, N.; Cochran, J.; Highland, K.B. (2005): Critical care challenges in the adult ECMO patient. Dimens Crit Care Nurs. 24 (4):157–162.

Holcomb, S.S. (2002): Diabetes insipidus. Dimens Crit Care Nurs. 21 (3):94–97.

Kaplow, R.; Hardin S.R. (2007): Critical Care Nursing: Synergy for Optimal Outcomes. Boston, MA: Jones and Bartlett.

Levy, M.M.; Fink, M.P.; Marshall, J.C.; Abraham, E.; Angus, D. et al. (2001): SSCM/ESICM/ACCP/ATS/SIS International Sepsis Definitions Conference. Crit Care Med. 2003; 31 (4):1250–1256.

Martin, C.G.(2006): Nursing care of the patient undergoing coronary artery bypass grafting. J Cardiovas Nurs. 21 (2): 109–117.

Metules, T. (2005): Unstable angina: Is your care up to snuff? RN. 68 (2): 22–27.

O'Connor, K.J.; Wood K.E.; Lord K. (2006): Intensive management of organ donors to maximize transplantation Crit Care Nurs. 26 (2): 94–100.

Pfadt, E.; Carlson, D.S. (2006): Acute adrenal crisis. Nurs. 36 (8): 80.

Rosenthal, L.D. (2006): Carbon monoxide poisoning. Am J Nurs. 106(3):40–46.

Russ, A. (2006): Drug Pocket Clinical Reference Guide. 5th ed. Hermosa Beach, Ca: Borm Bruckmeier.

Shaughnessy, L. (2007): Massive pulmonary embolism. Crit Care Nurs. 27(1):39–50.

Smeltzer, S.C.; Bare, B.G. (2004): Brunner & Suddarth's Textbook of Medical-Surgical Nursing. 10th ed. Philadelphia, PA: LWW.

Sole, M.L.; Klein D.G.; Moseley M.J. (2005): Introduction to Critical Care Nursing. 4th ed. St. Louis, MO: Elsevier Saunders.

Taylor, M.M. (2005): ARDS diagnosis and management. Dimens Crit Care Nurs. 24 (5): 197–207.

Taylor, M.M. (2005): ARDS diagnosis and management: Implications for the critical care nurse. Dimens Crit Care Nurs. 24 (5): 197–207.

Timmerman, R.A. (2007): A mobility protocol for critically ill adults. Dimens Crit Care Nurs. 26 (5): 175–178.

Warkentin, T.E.; Greinacher, A. (2004): Heparin-induced thrombocytopenia: Recognition, treatment, and prevention: The seventh ACCP conference on Antithrombotic and thrombolytic therapy. Chest. 126 (3): 311s–337s.

Williams, C. (2008): Fluid resuscitation in burn patients 1: Using formulas. Nurs Times. 104 (14): 28–29.

Williams, W.J. (2006): Williams Hematology. 7th ed. New York, NY: McGraw-Hill.

Deutschsprachige Literaturhinweise

Dempke, W. (Hrsg.) (2006): Lehrbuch Hämato-Onkologie. Hämatologie – Onkologie – Hämostaseologie. 1. A. Huber, Bern.

Huch, R.; Jürgens, K.D. (Hrsg.) (2011): Mensch, Körper, Krankheit. 6. A. Urban und Fischer in Elsevier, München.

Larsen, R. (2012): Anästhesie und Intensivmedizin für die Fachpflege. 8. A. Springer, Berlin.

Latasch, L.; Knipfer, E. (Hrsg.) (2004): Anästhesie, Intensivmedizin, Intensivpflege. 2.A. Urban und Fischer in Elsevier, München.

Lindesay, J.; MacDonald, A.; Rockwood, K.; Hasemann, W. (dt. Hrsg.) (2009): Akute Verwirrtheit – Delir im Alter. Huber, Bern.

Mutschler, E.; Geisslinger, G.; Kroemer, H.K.; Menzel, S.; Ruth, P. (2012): Mutschler Arzneimittelwirkungen. Pharmakologie. Klinische Pharmakologie. Toxikologie. 10. A. Wissenschaftliche Verlagsgesellschaft, Stuttgart.

Paetz, B. (2009): Chirurgie für Pflegeberufe. 21. A.Thieme, Stuttgart.

Ullrich, L.; Stolecki, D.; Grünewald, M. (Hrsg.) (2005): Intensivpflege und Anästhesie. Thieme, Stuttgart.

Internetquellen

Basler Demenz-Delir-Programm (Universitätsspital Basel):
www.delir.info

Deutsche interdisziplinäre Vereinigung für Intensiv- und Notfallmedizin:
http://www.divi-org.de/

Deutscher Rat für Wiederbelebung, ERC Leitlinien:
http://www.grc-org.de/

Die «Confusion Assessment Method (CAM)» für Intensivstationen (CAM-ICU) Übungsleitfaden:
http://www.mc.vanderbilt.edu/icudelirium/docs/CAM_ICU_training_German.pdf

Eurotransplant:
http://www.eurotransplant.org

Robert Koch Institut:
http://www.rki.de/DE/Content/Infekt/Krankenhaushygiene/Kommission/kommission_node.html
http://www.rki.de/DE/Home/homepage_node.html

Hinweise zu Abbildungen und Tabellen

Seiten 107 und 118 aus Jones: ECG Notes, FA Davis, Philadelphia, 2005.

Seiten 111, 112 und 119 aus Hopkins: Med Surg Notes, FA Davis, Philadelphia, 2007.

Seiten 115–118 und 120–124 aus Armstrong Medical Industries, Inc. Lincolnshire, IL.

Seiten 168 und 287 aus Myers: RNotes, 2e, FA Davis, Philadelphia, 2006.

Seite 171 aus The Lancet, Band 304, Teasdale Gand Jennett B. Assessment of Coma and Impaired Consciousness: A Practical Scale, Seite 4, Copyright (1994), mit Genehmigung von Elsevier.

Sachwortverzeichnis

I

J

K

O

P

R

S

T